비타민 D 다이어트

THE VITAMIN D CURE
Copyright© 2008 by Words That Heal LLC. All rights reserved

Korean translation copyright©2011 by William Books
Korean translation rights arranged with Sanford J. Greenburger Associates, Inc.
through EYA(Eric Yang Agency)

이 책의 한국어판 저작권은 EYA(Eric Yang Agency)를 통해
Sanford J. Greenburger Associates, Inc.와 독점계약한 '윌리엄북스'에 있습니다.
저작권법에 의하여 한국 내에서 보호를 받는 저작물이므로 무단전재와 복제 · 복사 · 인터넷
게재를 금합니다.

비타민 D
다이어트

1판 1쇄_2011년 2월 15일

지은이_ 제임스 다우드, 다이앤 스태포드
        James E. Dowd, M.D. and Diane Sttaford
옮긴이_ 김민숙
발행인_ 김민숙
발행처_ 윌리엄 북스(건강신문사 자회사)

등록번호_ 제2010-000038호
주소_ 서울 마포구 합정동 412-4 오성빌딩 3층
전화_ 02-305-6066
팩스_ 02-305-1436
이메일_ williambooks@naver.com

값_ 15,000원
ISBN 978-89-6267-037-0 (03510)

* 잘못된 책은 바꾸어 드립니다.

비타민 D 다이어트

제임스 다우드, 다이앤 스태포드 지음 | 김민숙 옮김

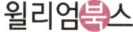

서문

약간의 생활방식 변화로 극적인 효과를

50세의 바바라라는 여성이 미시건 관절염 연구소Arthritis Institute of Michigan로 나를 찾아왔다. 다리의 통증을 호소한 그녀는 비만에 고혈압도 있었다. 그녀가 겪고 있는 증상들과 일상적 활동들, 식사 및 운동 습관에 관해 들었을 때 나는 그것만으로도 무엇이 잘못인지 짐작할 수 있었다. 바바라는 비타민 D가 결핍되어 있는 수백만 사람 중의 하나였다. 그것은 햇빛과 영양 보충제, 그리고 식이 조절로 쉽게 고칠 수 있는 문제였다.

나는 비타민 D 다이어트 프로그램을 처방했고 그녀는 이 프로그램을 시작한 지 6주 만에 믿을 수 없을 정도로 좋아졌다. 그녀는 다리의 통증을 더 이상 느끼지 않았을 뿐 아니라 체중도 줄었고 혈압도 상당히 호전되었다. 무엇보다도 그녀는 몇 가지 간단한 변화를 줌으로써 이 모든 일을 이뤄낼 수 있었다. 이 일은 거의 마술처럼 보일 수 있다. 하지만 우리는 수 십년 동안 수 많은 의사들이 파악하지 못한 아주 상식적인 것에 관해서 말하고 있는 것이다.

이 책의 내용을 간단히 요약하면, 우리가 평생 동안 추구하는 보다 나은 건강에 대한 해답은 우리 손 안에 있다는 것이다. 이 책을 통해 사는 것이 얼마나 즐거운 것인지 큰 변화를 느끼게 되길 바란다. 이 책은 당신을 희망으로 채워줄 것이다. 당신은 자신의 건강에 대해 어떻게 책임질 지에 대해 발견하게 될 것이기 때문이다. 이상할 정도로 간단하게 보이겠지만, 당신은 정말로 "햇빛 비타민"인 D를 이용하여 자신의 몸에 미치는 놀랍고도 지대한 효과를 즐길 수 있을 것이다.

오늘날 많은 미국인들은 비용이 많이 드는 수많은 건강 문제들을 지니고 있다. 우리 가족도 예외는 아니다. 고도의 건강관리 체계를 가지고 있는 가장 부유한 나라에 있는 기이한 현상이 아닐 수 없다. 하지만 이것이 우리가 처해 있는 상황이고 우리가 해결해야 할 문제이다.

적은 양의 비타민제와 약간의 햇빛, 그리고 어느 정도의 식이 조절로 건강상태를 극적으로 바꿀수 있다는 말을 들으면 많은 사람들이 의구심으로 고개를 절래절래 흔들 것이라고 장담한다. 하지만 나와 함께 몇 분간만 같이 있으면, 나는 의구심에 차 있던 전세계 수천의 연구원들과 의사들을 납득시켰던 아주 중요한 새로운 사실들을 제시할 것이다.

약간의 생활 방식을 바꿈으로써 무서운 질병을 피할 수 있고 건강에 극적인 효과를 낼 수 있다. 이 비타민 D 다이어트 프로그램을 한번 시도해 보기만 하면 되는 것이다. 그러면, 건강과 보다 나은 미래, 친구와 가족들과 훨씬 더 좋은 시간을 보낼 수 있는 혜택들을 누릴 수 있을 것이다.

불균형된 식사, 비타민 D 결핍, 그리고 이들이 원인이 되어 나타나는 질병들로 미국 인구의 3분의 2 이상(약 2억의 인구)이 고통을 겪고 있다. 당신 자신이나 가족, 심지어는 당신의 아이까지 이 끔찍한 수치에 포함될 가능성이 높다.

오늘날 비타민 D 결핍과 식사에 의한 영양 불균형은 전국적으로 퍼져있다. 내가 환자를 치료하고 있는 미시건 관절염 연구소에 치료 받기 위해 류마티스과 의사를 찾는 환자의 90%가 비타민 D 결핍이다. 질병통제 및 예방센터Centers for Disease Control and Prevention에서 나온 현재의 통계자료에 의하면 전체 인구의 반 이상이 나이와 상관없이 비타민 D가 결핍되어 있다고 나와 있다. 그리고 노인의 70% 정도와 유색인종의 90% 정도가 비타민 D 부족이다. 이 숫자에 영양 불균형과 비활동성에 의한 과체중이나 비만인 사람들을 추가시키면 그 숫자는 과히 충격적이다.

어떻게 우리가 이렇게까지 잘못되었나?

많은 사람들에게 건강 문제는 햇빛이 내리쬐는 기후에 살다가 북미로 이민온 때부터 시작되었다. 백 년 전에 유럽과 중국으로부터 이민자들이 물밀듯이 들어왔다. 지난 오십년 동안에는 많은 이민자들이 멕시코, 인디아, 동남아시아, 중동 등 미국 보다는 훨씬 더 따뜻한 나라에서 이민해 왔다.

2차대전 이후 미국인들의 문제는 그들이 직업을 찾아 중서부와 북동지역의 도시로 이주하면서 시작되었다. 1980년 이후로는 디지탈 혁명이 우리의 대부분을 공장과 육체 노동으로부터 책상이 있는 사무실로 자리를 옮기게 만들었는데 그곳에서 우리는 컴퓨터를 마주 보고 앉아 있다. 도시문화 형태가 우리의 식생활을 바꾸면서 문제는 지속되었다. 이민자들과 다른 미국인들이 농장을 떠나 도시에서 일하고 살면서 그들의 식생활이 바뀌기 시작했다.

그 후 식료품 산업의 기계화가 이 식생활의 변화를 가중시켰다. 통조림과 냉동 식품이 신선한 과일과 야채를 대체하였다. 놓아 기르던 가축들은 가축장으로 자리를 옮기게 되었고 신선한 살코기들은 가공된 통조림 고기로 대체되었다. 소금과 포화지방산, 당도 높은 통조림, 햄과 같은 음식들이 보편화되었고, 인구의 폭발로 이 값싸고 보존 잘되며 맛 좋고 편리한 음식에 대한 수요가 늘어났다.

 이렇게 바뀐 생활방식의 결과로 나타난 것이 비타민 D 생성의 저하와 잘못된 음식에 대한 수요가 증가된 도시화라는 그림이다. 이러한 변화가 오늘날 많은 북미인들의 건강을 악화시키는 데 일조하였다. 이들이 나를 포함하여 전국에 걸쳐 있는 다른 의사들의 진료실을 일년 내내 꽉 채우고 있는 것이다. 북미인들은 우리가 취할 수 있는 모든 풍요로움과 기회를 즐기기에는 너무나 편치가 못하다. 하지만 대부분의 사람들은 이 곤경에 대해 어떻게 해야 할 지 전혀 모르고 있다.

비타민 D 다이어트 프로그램의 발견으로 내가 환자를 치료하는 접근법에 큰 변화가 일어났다. 내 환자들 대부분은 근육통과 관절통, 요통, 불면증, 심한 피로감, 근육 경련, 두통 등으로 나를 찾아온다. 또한 많은 사람들이 비만과 고혈압, 당뇨, 골다공증, 자가면역증, 치아의 문제 등을 가지고 있다. 의사를 포함한 대부분의 사람들은 이러한 증상과 질병들의 원인을 보통 노화나 유전으로 돌리고 있다. 그들은 때가 되어 그것들이 나타는 것이라고 말할 것이다. 나도 늘상 하듯이 그렇게 진단을 하고 환자들에게 증상을 억제시키는 소염제, 진통제, 항우울제, 수면제 등을 처방해 주곤 했다. 하지만 유감스럽게도 내 처방들이 환자들의 문제들을 별로 안정시키거나 완화시키지 못한 것을 종종 보아왔다. 그래서 나는 이런 증상과 질병들을 더 잘 이해하는데 도움을 주는 실마리를 찾아 보았다.

그러다가 우연치 않게 나도 내 환자들과 같은 처지가 되었다. 내 환자들을 아주 힘들게 하는 몇 가지 똑같은 증상들을 나도 경험하기 시작했다. 봄철에만 부어오르고 아프던 관절이 곧 일년 내내 골치 아픈 문제가 되어, 나는 주먹을 쥐거나 악수를 하는 것조차 힘들게 되었다. 다리 근육에 경련이 일어나고, 잠을 설치게 되고, 피로감도 느끼게 되었다. 그리고 체중도 늘어났다. 내 환자들과 마찬가지로 나도 내 몸이 나를 공격하기 시작한 것은 아닌지 의심하기 시작했다. 나는 대체로 젊은 편이었다. 무슨 일이 생긴 걸까?

환자가 된 나는 건강 문제에 대한 이론들을 탐구하기 시작했다. 먼저 나는 사십년간의 내 생활에 문제가 있었던 것은 아닌지 혹은 내 나쁜 유전자가 위력을 발휘하고 있는 것은 아닌지 의심하였다. 하지만 나는 관절염이나 내가 겪고 있는 다른 질병에 대한 가족병력을 지니고 있지 않았다. 그래서 어떤 환경적 요인이 내 건강을 해치고 있는 것은 아닌가 하는 생각이 들었다.

그러자 갑자기 흩어진 퍼즐 조각들이 다 제자리를 찾아 들어가는 것 같았다. 봄철에 관절이 뻣뻣하게 된 것이 3년전 내가 텍사스에서 미시간으로 이사온 후 시작되었다는 것을 깨닫게 되었다. 나는 햇빛이 많은 밝은 지역에서 어두운 지역으로 이사를 했고 그 후 매년 이러한 증상들이 진전되었다. 동시에 내 식사 내용도 바뀌었다. 나는 소금을 많이 넣은 음식들과 파스타, 빵, 씨리얼, 치즈 등을 먹고 있었다. 내 운동량은 줄어 들었고 신체 활동도 줄었다. 정원사를 고용해 쉬는 날에 정원 일을 하지 않아도 되었던 것이다. 생활방식의 변화, 이것들이 주범이 될 수 있을까?

드디어 진실이 나타났다. 나는 식습관이 엉망이고 비타민 D가 부족한 미국인이었다. 나는 식생활을 개선하기 시작했고 비타민 D 보충제도 먹기 시작했다. 기적적으로 내 증상들은 몇 달 안에 다 사라졌다. 그리고 나서 나는 간단한 운동을 추가시켰다. 그것으로 내 등과 목의 통증은 거의 사라졌다. 나는 10년은 젊어진 것 같았다.

이 책은 당신에게도 똑같은 효과를 가져다 줄 수 있다. 짧은 시간 동안의 비타민 D 다이어트 프로그램으로 당신은 자신을 건강하게 만들 수 있다.

1장에서는 증상과 질병의 목록을 검토 한다. 그 목록에 자신을 괴롭히는 문제들이 있다는 것을 발견하면 이 지침서에 따라 바로 실행하도록 한다. 자신의 비타민 D 수치와 영양상태, 운동에 대해 평가하고 몇 가지 변화를 주도록 한다. 그러면 90일이나 그 안에 자신의 상태가 호전되는 것을 느낄 수 있을 것이다. 비타민 D 다이어트 프로그램에서 제공하는 5단계 프로그램을 따라하면 그 목록에 있는 커다란 건강 문제들을 많이 제거할 수 있을 것이다.

생활 양식을 이렇게 긍정적으로 변화시켰다 해서 당신의 결혼 생활이 파탄에서 구해지거나, 이웃이 당신에게 더 다정하게 대하거나, 아이들이 문제를 일으키지 않는다는 것은 아니다. 하지만 이렇게 새로운 생활방식으로 당신은 세상을 좀 더 긍정적으로 바라볼 수 있을 뿐 아니라, 더욱 젊어 보이고, 체중도 줄이고, 질병도 피할 수 있을 것이다.

이제 그 가능성에 대한 약속을 탐구해 보자.

Contents

서문 · 4

 비타민 D의 놀라움

Chapter 1
우리 대부분은
비타민 D가 많이 부족하다   16

건강 문제들을 살펴보기 · 17 | 비타민 D는 많은 도움을 준다 · 21 | 통념 한방에 날려 보내기 · 21

Chapter 2
비타민 D는
어떻게 작용하나   24

비타민 D의 특성 · 27 | 햇빛과 비타민 D · 28

Chapter 3
식사와
비타민 D   31

산을 중화시키기 · 31 | 왜 마그네슘도 필요한가 · 34 | 어떻게 하면 마그네슘과 칼륨을 충분히 얻을 수 있을까 · 36

 비타민 D 다이어트 프로그램

Chapter 4
Step 1   우리에게 **비타민 D**가
얼마나 많이 필요한지 알아보기   42

비타민 D 위험 분석 퀴즈 · 43 | 계절별 비타민 D 이해하기 · 44 | 계절별 햇빛량 · 45 | 왜 비타민 D 다이어트 프로그램이 효과가 있을까 · 48 | 자신의 기준 알아 내기 · 49 | 마르타의 뼈근함 · 51 | 케이티의 쑤심, 피로, 과민성 장증후군, 수면부족 · 53 | 마틴의 통증 · 54

Chapter 5

Step 2   햇빛과 보충제로

  비타민 D 수치 높이기   56

조지아의 이야기 · 56 l 햇빛을 이용하여 비타민 D 수치 증가시키기 · 58 l 우리는 비타민 D가 얼마나 필요한가 · 61 l 모두에게 맞는 일정 복용량은 없다 · 61 l 비타민 D는 아이들에게 절대적으로 필요하다 · 65 l 제니퍼의 다리통증과 수면부족 · 66 l 비타민 D 보충제는 어디서 찾을수 있나 · 68 l 비타민 A의 과다복용을 피한다 · 69

Chapter 6

Step 3   식습관을 조절하여

  산과다 감소시키기   72

먼저 무엇을 먹고 있는지 조사한다 · 72 l 균형 맞추기 · 76 l 올바른 음식 먹기 · 79 l 아침식사 관리 · 83 l 도시락 싸기 · 84 l 저녁식사 옳게 하기 · 85 l 소금 줄이기 · 87 l 야채에 대해 알아보기 · 89 l 녹색식품 늘리고 곡물 줄이기 · 90 l 견과류와 씨는 어떠한가? · 90

Chapter 7

Step 4   보충제로 **신체 기초**를

  튼튼히 하기   92

우리에게 필요한 영양소들 · 93 l 무엇을 복용 할 지 알아보기 · 102

Chapter 8

Step 5   약간의 **운동**을

  추가한다   104

비타민 D는 운동이 주는 유익함을 강화시켜준다 · 105 l 비타민 D는 우리 일상활동에 도움이 된다 · 106 l 운동은 비타민 D를 배가시켜준다 · 107 l 비타민 D 다이어트 프로그램의 간단한 운동 · 109 l 보다 나은 건강을 위한 심장 강화 운동 · 115 l 운동하는 동안 명상하기 · 117

총체적 건강을 위한 비타민 D 다이어트 프로그램

Chapter 9
비만, 고혈압, 당뇨, 심장질환을 위한
비타민 D 다이어트 프로그램   120

대사증후군과 싸우기 · 123 | 뚱뚱한 것에 대한 진실 · 124 | 크기가 중요하다 · 125 | 새론의 체중 증가와 통증 · 127 | 포만감을 느끼려면 단백질을 먹는다 · 128 | 잘못된 곳에서 영양분을 찾다 · 130 | 혈압의 급상승을 중단시킨다 · 131 | 비타민 D와 당뇨 · 133 | 심장대 심장의 순간 · 134 | 비타민 D와 염증, 그리고 대사증후군 · 135 | 식사와 대사증후군 · 135 | DASH 다이어트의 해석 · 136 | 지중해식 다이어트 · 137 | 구석기 시대로 돌아가기 · 139 | 대사증후군에서 빠져나오기 · 140 | 위험 줄이기 · 141

Chapter 10
기분과 기억력 향상을 위한
비타민 D 다이어트 프로그램   142

우울한 기분 · 144 | 비타민 D, 식사 및 만성 통증 · 146 | 안셀라의 섬유근육통 · 148 | 비타민 D, 식사, 학습과 기억력 · 150 | 위험 줄이기 · 153

Chapter 11
면역계를 최고로 활용하기 위한
비타민 D 다이어트 프로그램   154

제1형 당뇨 · 159 | 전신 홍반성 낭창 · 161 | 다발성 경화증 · 163 | 염증성 장질환 · 164 | 건선 · 166 | 류마티스성 관절염 · 168 | 감염 · 169 | 쉽게 보호하기 · 170 | 위험 줄이기 · 171

Chapter 12
암의 예방과 치료에 도움이 되는
비타민 D 다이어트 프로그램   172

유방암 · 174 | 전립선암 · 176 | 결장암 · 178 | 피부암 · 181 | 식사와 암 · 184 | 위험 줄이기 · 186

Chapter 13
뼈와 관절, 치아를 위한
비타민 D 다이어트 프로그램　　　　　　　　　　　187

칼슘 균형 맞추기 · 188 | 통증 · 189 | 사라의 어깨와 엉덩이의 통증 · 190 | 골관절염 · 191 | 리타의 고통과 회복 · 193 | 비타민 D가 어떻게 골관절염에 영향을 줄까 · 193 | 통풍과 가성 통풍 · 195 | 마크의 이야기 · 197 | 힘과 조정의 문제 · 200 | 단백질과 힘 · 201 | 뼈는 왜 부러질까? · 202 | 튼튼한 뼈를 위한 비타민 D · 205 | 뼈의 건강을 위한 운동 · 206 | 구루병과 골연화증 · 207 | 튼튼한 뼈, 튼튼한 치아 · 208 | 롤라의 이야기 · 208 | 신장 결석 · 210 | 위험 줄이기 · 212

Chapter 14
가장 중요한
건강을 위한 행진　　　　　　　　　　　　　　　　214

큰 그림 · 215

부록

비타민 D 다이어트 Q&A · 220

올바른 비타민 D 검사 · 241

여러 음식군들의 산 발생 예상 수치 · 246

Part

1

비타민 D의 놀라움

아프고 피곤함에 지칠대로 지쳐있는 사람에게 이 것은 더할나위 없이 꼭 필요한 책이다. 비타민 D 결핍은 오늘날 만연해 있다. 얼마나 많은 건강문제들이 비타민 D 결핍이라는 공통 분모를 가지고 있는지는 가히 충격적이다.

이 책이 전하는 가장 중요한 메시지는 비타민 D 결핍을 바로잡고 식사에 의한 산알칼리 불균형을 바로 잡으면 건강한 삶을 새로이 연장할 수 있다는 것이다.

1부에서 우리는 비타민 D가 필요한 사람이 누구인지(힌트: 모든 사람), 비타민 D가 무엇인지, 그것이 어디에서 오는지, 비타민 D가 식사와 어떤 관계가 있는지, 그리고 비타민 D 다이어트 프로그램이 어떻게 작용하는지를 알아본다.

Chapter 1

우리 대부분은 **비타민 D**가 많이 부족하다

새론은 몸 상태가 안좋은 것에 진력이 나서 나를 찾아왔다. 그녀는 당뇨 뿐 아니라 만성 통증과 피로감으로 고생을 해왔다. 겨울철에는 특히 더 힘들었는데 그것은 그녀가 우울 증세를 떨쳐내는 것이 거의 불가능 했기때문이다.

물론 내게는 놀랄 일이 아니었는데, 진료소에서 새론과 같은 환자들을 매일 만나기 때문이다. 이 공통점들로 인해 나는 일정 증상 및 질병들이 비타민 D 결핍, 식사에 의한 영양 불균형, 비활동성과 명확한 고리가 있다는 것을 발견하게 된 것이다.

다른 환자들과 마찬가지로 새론도 보다 나은 삶에 대한 가능성을 보고 기뻐하였다. 그녀는 이 프로그램을 시작한지 6주 만에 결과를 보았다. "전에는 몸이 너무 안좋았는데, 이제는 지난 몇 년 동안 보다 훨씬 좋아졌어요." 라고 그녀는 말했다.

"기운이 더 나고 내가 좋아하는 일들을 더 많이 할 수 있어요. 전에 남편은 '집안에 가만히 있지만 말고 뭔가 할 일을 좀 찾아보면 어떻겠소?'라고 말하곤 했었는데 이제는 저녁에 자기와 함께 있어달라고 부탁하는 거예요. 비타민 D 다이어트 프로그램으로 내게는 세상이 바뀌었어요."

건강 문제들을 살펴보기

아래 목록에서 자신에게 해당되는 증상이나 질병들이 있는지 살펴본다.

증상들	질병들
– 피로감	– 계절성 정서장애를 포함한 우울증
– 관절통, 부어오름	– 섬유근육통
– 근육통, 경련, 혹은 힘이 없음	– 파킨슨병
– 만성통증	– 알츠하이머
– 주체할 수 없을 정도로 체중이 늘어남	– 관절염(골관절염, 통풍, 가성통풍, 건염, 점액낭염)
– 고혈압	
– 불면증	– 골다공증
– 집중이 안되고 기억력이 나빠짐	– 잇몸질환, 치아 손실
– 두통	– 비만
– 장의 문제(변비, 설사, 혹은 둘다)	– 당뇨
– 방광의 문제(급하거나 자주 마려움, 혹은 둘다)	– 심장질환
	– 대사증후군
	– 자가면역 질환(다발성 경화증, 전신 홍반성 낭창)
	– 암

위의 목록에 있는 것들로 매일 혹은 매주 고통을 겪고 있는 사람들에게는 아주 반가운 소식이 기다리고 있다. 이 모든—그리고 다른 많은—건

강상의 문제들은 비타민 D 결핍과 연관되어 있으며 비타민 D 수치를 높이면 도움이 될 수 있다.

　　우리 뇌는 비타민 D 결핍의 초기 증상들을 심한 피로감으로 제일 먼저 감지한다. 초기에는 늦겨울에 상당 기간 동안 피로감을 느낀다. 이것을 의학적 용어로는 계절성 정서장애 혹은 계절성 우울증이라고 한다.

　　하지만 이 계절성 우울증이 끝나지 않고 지속되는 경우가 가끔씩 있다. 겨울철에 저하된 비타민 D 수치가 피로의 원인이고 그 피로가 사라지지 않으면 다른 증상들이 쌓이기 시작한다. 기분이 가라앉고 수면의 질이 떨어지고, 그리고 상태가 점차 악화된다. 행태에 있어서도 문제가 나타나기 시작한다. 잠을 제대로 못자고 짜증이 나면 개인적인 일이나 직업상 업무를 훌륭하게 처리하지 못할 것이다.

　　그러면 우리는 아마도 뻔한 질문을 하게 될 것이다. 단순히 기분이 저하되어 짜증이 나는 것인지 아니면 정말 계절성 우울증을 겪고 있는 것은 아닌지. 그 차이는 두가지 눈에 띄는 변화로 알 수 있다. 어떤 식으로든 몸을 움직이기 싫고, 전에 좋아했던 것들을 하는데도 전혀 흥을 느끼지 못하는 것이 그것이다.

　　일을 하는데 의욕이 없는 것이 첫번째 경보이다. 의사들은 이를 정신운동지체라고 부른다. 이 용어는 몸을 움직이게 하는데 필요한 행동을 추진하는 동기가 전체적으로 부족하다는 뜻이다. 전체적인 사고 과정이 저하된 기분을 반영하는 것이다.

　　전반적인 행복감이 급격히 떨어지는 것이 두번째 경보이다. 전에 하면 즐거웠던 일들도 너무 버겁게 느껴진다. 이것은 무쾌감증이라고 하는데, 이 상태가 몇 년 동안 지속되는 사람들도 있다. 몸의 상태가 너무 안좋아서 어떤 일도 할 수 없고, 일을 하면 지치고, 또 피곤하니까 어떤 일도 하고 싶지 않은 것이다. 이 모든 문제 뒤에 비타민 D 결핍이 있다는 것을 깨닫지 못하면 악순환은 끝나지 않을 수 있다.

세로토닌 결핍이 우울증의 원인이라는 말을 들어 봤을 지도 모른다. 세로토닌은 우리의 행복감에 영향을 미치는 신경 전달물질인데, 이것의 양이 너무 적으면 우울중을 느낄수 있다. 스트레스를 잘 처리하고 만족감을 느끼기 위해서는 충분한 세로토닌이 필요하다.

만성적인 비타민 D 결핍은 우리 기분에 아주 많은 영향을 끼친다. 우리는 여름에 햇빛을 더 많이 쬐고 더 많은 과일과 야채를 소비한다. 그러면 비타민 D 수치와 칼슘의 흡수율이 높아지고 마그네슘과 세로토닌의 분비가 증가된다. 그러면 우리는 몸도 기분도 상승되는 것을 느낀다. 그러다가 겨울이 오면 비타민 D 수치가 떨어진다. 세로토닌과 칼슘, 마그네슘 생성량도 줄어들고 이런 변화들이 우리의 기분을 저하시킨다.

겨울이 길수록 계절적인 세로토닌 분비량은 더욱 현저하게 차이가 난다. 디트로이트에 사는 사람은 햇빛이 많은 한가지 계절 밖에 없어서 비타민 D를 더 많이 흡수할 수 있는 캘리포니아에 사는 사람만약 이 사람이 시간을 내서 밖에 나가 햇볕을 쬔다면에 비해 더 오랫동안 늘어진 기분으로 고생을 할 것이다.

비타민 D가 결핍되면 통증을 느낀다는 것을 연구 결과는 말해준다. 비타민 D 결핍을 가리키는 증상으로는 근육 경련, 뼈의 통증, 관절통이 있다. 마요 클리Mayo Clinic 연구원들이 오랜 기간 동안 원인을 알 수 없는 광범위한 근골격통 환자들의 비타민 D 수치를 검사했을 때, 환자들의 93%가 비타민 D 부족인 것을 발견하였다. 그리고 이들 중 비타민 D와 칼슘 보충제를 규칙적으로 섭취한 사람들은 통증과 피로, 근육 경련이 극적으로 해결된 것으로 나타났다.

비슷한 경우로, 사우디 아라비아의 리야드 군인병원Riyadh Armed Forces Hospital에 있는 알 파라지Al Faraj 박사는 정확한 진단을 받지 못한 채 6개월 이상 요통을 겪고 있는 수백명의 환자들 중 83%가 비타민 D 결핍인 것을 발견하였다. 비타민 D 수치가 낮은 이들에게 비타민 D를 정상치로 증가시키자 모든 사람들의 요통이 없어졌다. 비타민 D 수치가 정상적으로 나타난 사람들의 3분의 2도 비타민 D 보충제을 섭취함으로써 요통을 제거하였다.

체중이 늘거나 전반적으로 건강이 나빠 진 것을 느끼는 사람은 아마도 비타민 D가 부족 할지도 모른다는 것을 생각해볼 수 있을 것이다. 체중이 늘면 비타민 D 수치는 떨어진다. 비만으로 저하된 비타민 D 수치는 고혈압, 불충분한 혈당 조절, 관절염, 암과도 관계가 있다.

적당량의 비타민 D와 이로 인해 흡수력이 좋아진 칼슘이 지방 생성을 저하시킨다. 비타민 D와 저지방 유제품을 통해 얻는 칼슘, 마그네슘의 섭취 증가는 체중을 줄여주고 더불어 칼로리를 제한시켜준다. 비타민 D 부족이나 식사에 의한 칼슘 부족은 부갑상선 호르몬을 분비시키기 시작하는데, 이 부갑상선 호르몬은 활성비타민 D를 지방세포에 더욱 축적시켜 에너지를 지방으로 저장시킨다.

비타민 D는 식욕에도 영향을 미친다. 칼슘과 비타민 D 함유량이 높은 음식으로 아침식사를 하는 사람은 다음 24시간 동안 허기를 덜 느끼고 따라서 덜 먹게 될 것이다. 이 이론을 뒷받침 해주는 연구가 저칼슘과 저비타민 D 음식으로 아침 식사를 한 그룹과 고칼슘과 고비타민

D 음식으로 아침 식사를 한 그룹을 비교하였다. 후자 그룹의 사람들은 다음 24시간 동안 평균 300 칼로리를 적게 섭취하였다.

비타민 D는 많은 도움을 준다

비타민 D 부족이 질병 발생에 주요 원인이라는 것이 연구를 통해 잇따라 밝혀지고 있다. **새로운 연구들은 비타민 D가 적절한 두뇌 발달에 중요하며, 이 비타민 부족이 정신분열증, 파킨슨 병, 우울증의 원인에 기여하는 요인이 될 수도 있다는 것을 보여주고 있다.** 칼슘과 마그네슘의 부족은 종종 비타민 D 부족과 동시에 발생하고, 유아에게는 발작과, 성인에게는 파킨슨병, 알츠하이머와 같은 퇴행성 뇌질환과 연관이 있다. 비타민 D에 관한 반가운 소식은 비타민 D가 다음과 같은 효능이 있다는 것이다.

- 계절성 우울증의 증상을 완화시켜 주고
- 많은 종류의 관절염 진행 속도을 저하시키거나 예방시키는데 중대한 역할을 하며
- 심장 마비나 뇌졸증을 일으킬 가능성을 낮춰주고
- 인슐린 분비 및 인슐린에 대한 근육과 간의 반응을 향상시켜주는데, 이는 정상적인 비타민 D 수치가 당뇨 예방에 도움이 될 수 있다는 것을 뜻한다.
- 유년 시절에 건강한 면역계를 발달시키는데 도움을 준다.
- 세포 성장과 분열의 조절에 아주 중요한 역할을 하는데, 이것으로 암을 예방할 수 있다.

통념 한방에 날려 보내기

다음의 목록은 연구를 바탕으로 한 진실과 언론및 일부 건강관리 업체들

사이에서 지속적으로 떠도는 통념 사이의 차이를 극명하게 보여준다.

지금쯤, 당신은 아마 비타민 D 다이어트 프로그램을 시작하는 것에 관심을 보일 수 있고, 그리하여 비타민 D 부족이라는 위험 지대를 빠져나올 수 있다.

당신이 해야 할 일은 비타민 D 다이어트 프로그램을 따라하는 것이고, 그리고 나면 60일 정도 안에 훨씬 더 몸이 좋아진 것을 느끼게 될 것이다. 또한 젊고 날씬해 보일 뿐 아니라 건강한 일생을 위한 지름길로 달려나가게 될 것이다.

비타민 D와 식사에 관한 통념	비타민 D와 식사에 관한 진실
1주일에 3번, 한번에 15분 가량 햇빛에 노출되거나 하루에 400에서 1,000 IU만 섭취하면 비타민 D를 적당량 만들 수 있다.	비타민 D는 몸무게를 기준으로 보충제를 섭취해야 하는데 혈중 비타민 D 수치에 따라 조절한다.
정상적인 비타민 D 수치는 20에서 50 사이이다.	이상적인 비타민 D 수치는 50에서 70 사이이다.
성인은 하루 1,200 밀리그램의 칼슘이, 폐경후 여성 및 65세 이상의 성인은 하루 1,500 밀리그램의 칼슘이 필요하다.	산알칼리 균형이 있는 음식을 먹고 비타민 D 수치가 50에서 70사이이면 추가로 칼슘 보충제는 필요하지 않다.
골다공증은 폐경후 시작되는 노화와 관련된 질병이다.	골다공증은 비타민 D부족, 영양 불균형, 운동부족이면 태어나기 전과 유년시절에도 시작되는 질병이다. 성년 초기에 최대 골량에 도달하지 못하면 성인 후반기에 골다공증에 걸리게 된다.
비타민 D와 과잉 칼슘은 신장결석의 원인이 된다.	신장결석은 산성뇨로 변형되는 산이 많은 음식을 먹기 때문에 형성된다. 산성뇨는 칼슘 수치가 높고 결석형성의 기초를 마련한다. 그 원인은 칼륨과 마그네슘이 함유된 음식을 적게 먹는 데 있다.

미 농무부 식품피라미드는 모든 사람이 하루 300-500 그램의 곡물과 300 그램의 유제품을 권장한다. 이는 또한 콩류와 고기를 동등 하게 보고 하루 2접시의 콩류나 고기를 섭취 해야 한다고 말한다.	동물성 단백질은 곡물, 치즈, 콩류보다 더 포만감을 주는데 그 이유는 한 접시 분량의 60-90%가 단백질인 반면 곡물, 치즈, 콩류는 15-25% 만이 단백질이다.
비만은 단지 열량을 너무 많이 흡수하고 그 열량을 충분히 태우지 못한 결과이다.	비만은 부적절한 영양에 의한 질병이다. 우리는 필요한 영양소배고픔를 만족시킬 때까지 먹는다. 살코기와 신선한 농산물로 곡물과 유제품보다 낮은 칼로리를 섭취할 수 있다.
최저 열량식을 하는 것이 체중을 줄이는 가장 빠르고 가장 건강한 방법이다.	체중을 줄이기 위해 굶으면, 그 과정에서 지방, 뼈, 근육을 잃는다. 지방이 없이 근육을 연소 시킬 수 있도록 근육의 양을 증가시키는 것이 건강한 체력에 아주 중요하다. 운동을 하면 지방과 체중을 줄이면서 근육과 뼈를 얻는다.
골관절염은 나이가 들면서 마손되는 병이다.	골관절염은 비타민 D 부족과 식사에 의한 산과다가 원인이 되어 뼈의 형태가 바뀌는 병이다.
자가 면역증은 주로 유전되는 병이다.	자가면역증은 임신초기부터 유년 초기까지 비타민 D 부족과 식이 불균형일 때, 유전적 위험인자 때문에 발생한다.
암은 유전과 때로 환경적 발암물질에 의해 발생한다.	암은 보통 정상적인 비타민 D 수치를 유지하고 건강식을 하면 평생동안 예방할 수 있는 질병이다.
흑색종피부암은 햇빛에 과다노출로 생긴 결과이다.	흑색종은 자외선 A에 과다 노출되고 부적당한 비타민 D 수치에 의해 발생된다.
모든 사람이 비타민 D 수치를 검사하는 것은 비용면에서 효율적이 못된다.	비타민 D는 모든 연령대의 사람들이 정기 신체 검사시에 측정해야 한다.

Chapter 2
비타민 D는 어떻게 작용하나

비타민 D의 부족은
- 여성에게 보다 일반적이고
- 유색인에게 보다 일반적이며
- 비만인들에게 보다 일반적이고
- 연령대가 높을 수록 보다 일반적이고
- 모유를 먹는 아기들에게 보다 일반적으로 나타난다.

마리아나는 끊임없는 통증에 대해 호소해 왔다. 그녀는 가족과 친구들에게 항상 "피곤해 죽겠다"라는 말을 달고 살아왔다. 그녀는 비타민 D에 대해 아는 것이 별로 없었지만 대부분의 시간 동안 몸이 안좋다는 것은 잘 알고 있었다.

"선생님이 처음 제게 비타민 D 프로그램을 소개했을 때 다른 의사들에게서 별 도움을 받지못했기 때문에 좀 회의적이었어요. 또한 해결책이 너무 단순해서 믿기 어려웠구요." 라고 마리아나는 말했다. "하지만 비타민 D 보충제를 섭취하고 식생활을 바꾼지 2주가 지나지 않아 몇 년 동안 겪어오던 피로가 눈녹듯 사라지기 시작했어요. 이제는 운동을 다시 할 수 있을 정도로 힘이 나요. 아침에 일어날 때 지쳐있거나 통증을 느끼지 않고 매일 밤 잠자는 것이 고통스럽지 않아요."

비타민 D를 이해하면 비타민 D가 부족할 때 왜 증상이나 질병이 악화되는지 이해하는데 도움이 된다. 또한 비타민 D라는 엄청난 건강의 잠재력을 활용할 수 있게 된다. 비타민 D가 건강에 어떻게 도움이 되는지 이해하는 것이 몇 가지 생활방식을 바꾸도록 하는 동기부여에 중요한 열쇠가 될 것이다. 콜레스테롤로부터 나오는 이 중요한 지용성 비타민에 대해 좀 더 친숙해 지도록 하자.

그 이름에도 불구하고 비타민 D는 실제로 비타민이 아니다. 비타민은 우리가 음식물에서 얻는 유기물질이다. 비타민 D는 우리 몸에 의해서 만들어진다. 우리 피부가 태양으로부터 나오는 자외선 B에 노출이 되면, 비타민 D가 합성된다. 그런 다음에 이 지용성 비타민은 간과 콩팥으로 이송되고 그곳에서 우리 조직이 요구하는 형태로 변형된다. 이것이 그 이름에 어울리는 활성비타민 D가 되는데, 그 이유는 그것이 우리 몸에서 활동적인 성분으로 변하기 때문이다.

비타민 D의 전단계는 간에서 만들어진다. 자외선 B 광선과 열에 의해 비타민 D 전단계는 화학 반응으로 피부에서 비타민 D_3 형태로 만들어진다. 이것이 간에서 좀 더 활성화되고 다시 콩팥과 다른 조직에서 활성화되어 강력한 호르몬으로 변화된다. 자외선 B 단계를 거치지 않으면 비타민 D를 활성화된 형태로 만들 수 없다.

활성비타민 D는 여러가지 형태로 존재한다. 어떤 것들은 다른 것들보다 좀더 강력하다. 이들 모두는 약간씩 다른 세포의 기능을 한다. 우리 몸 안에서 활동하는 것은 서로 다른 형태가 혼합된 비타민 D이다. 우리 자신의 물리적, 생화학적 수요와 햇빛이나 보충제로 얻는 비타민 D 공급이 이 혼합형태의 구조를 결정한다.

이 책에서 우리가 검토하는 두가지 형태의 비타민 D는 햇빛을 통해서 만들거나 보충제를 통해서 얻는 비타민 D와 활성비타민 D이다. 우리 몸에서 실제로 공급하는 비타민 D가 얼마나 많은 양의 활성비타민 D를 만들 수 있는지를 결정한다. 활성비타민 D가 대부분의 활동을 하는 강력한 호르몬이라는 것을 명심하도록 한다.

우리는 '비타민 D'와 '활성비타민 D'를 서로 바꾸어서 사용한다. 비타민 D 다이어트 프로그램에서는 조제 형태의 활성비타민 D칼시트리올: 콜레스트롤에서 얻어지는 스테로이드 호르몬 같은 물질로 골다공증 치료제로 쓰임를 특별히 옹호하지는 않는다.

활성비타민 D는 신체 전부 뿐 아니라 일부를 위해서도 만들어진다. 이것은 마치 컴퓨터 소프트 웨어가 최신 정보 갱신 프로그램과 기술지원 프로그램이 함께 나오는 것과 같다. 이 지원은 개별적인 동시에 포괄적인 지원도 한다. 우리는 소프트 웨어를 최신 정보로 자동 갱신시킬 수 있고, 그 소프트 웨어를 사용하는 사람은 모두 그렇게 할 수 있다. 하지만 어떤 특정 문제가 발생한 사람은 그 특정 문제에 대한 지원을 요청할 수 있다.

똑같은 이치로, 우리는 우리 몸을 순환하고 있는 활성비타민 D를 일정량 필요로 하고, 그 일은 콩팥에서 관장한다. 하지만 폐에 염증이 생겼거나 유방에 암세포가 생겼을 경우와 같이 특정 부위에 활성비타민 D가 추가로 필요할 수가 있다. 우리에게 햇빛이나 보충제를 통해 충분한 양의 비타민 D가 공급되어 있으면 폐와 유방의 세포들은 활성비타민 D를 추가로 만들 수 있다. 그렇지 못한 사람은 운이 없다고 밖에 볼 수 없는데, 그 사람은 그 부위의 위험을 효과적으로 처리할 수 없기 때문이다.

비타민 D의 특성

비타민 D는 스테로이드 호르몬과라는 집단에 속한 독특한 호르몬이다. 이 과에 속한 호르몬은 모두 콜레스테롤로 만들어지는데, 코티솔부신 피질에서 생기는 호르몬 일종, 에스트로진여성 호르몬, 프로제스테론황체호르몬, 테스토스테론남성호르몬 등이 이에 속한다.

    이 과에 속한 호르몬들은 다른 호르몬과의 협력관계를 발전시키는 것으로 알려져 있다. 이들은 모두 핵 수용체에 붙어있다. 이 말은 이 호르몬들이 핵에 접근할 수 있고, 그곳에서 이들은 유전자 발현유전자 정보가 특정 형질로 나타나는 것에 영향을 미친다는 뜻이다.

    비타민 D와 우호적인 관계를 가지고 있는 호르몬 중에는 비타민 A, 갑상선 호르몬, 성장호르몬의 여러 변형들이 있다. 이들 관계가 여러 다른 상황에서 비타민 D의 기능을 명확히 해주는데 도움을 준다. 아마도 비타민 D의 가장 중요한 협조자는 비타민 A나 비타민 A 수용체에 붙어있는 오메가 3 지방과 같은 다른 분자들일 것이다.

비타민 D가 그 수용체에 결합될 때는 거의 항상 비타민 A나 오메가 3 지방산인 DHA docosahexaenoic acid, 도코사헥사엔산 : 물고기 기름에 함유된 지방산가 비타민 A 수용체에 결합된다. 세포 핵에서 비타민 D는 판사와 배심원으로 앉아서 어떤 유전자를 활성화 시키고 어떤 유전자를 비활성화 시킬지를 결정한다. 이들이 법정의 맨 앞줄에 앉아만 있다고 말하는 것이 아니다. 비타민 D와 그 협력자인 비타민 A와 DHA는 관현악단을 지휘하고 있는 것이다.

사람들은 대부분 비타민 D가 음식으로부터 칼슘을 흡수하는데 중요한 역할을 한다는 것을 알고 있다. 아이들의 뼈와 이의 형성에 있어서 비타민 D의 중요성 역시 널리 알려져 있다. 더욱이 비타민 D는 근육을 만들고, 뇌세포를 손상과 염증으로부터 보호하는데 도움을 준다.

비타민 D는 세포 성장을 둔화 시키는데, 이것이 암 발생 위험을 50페센트 정도 줄여주는 요인이 된다. 비타민 D는 또한 수정 능력과, 혈당 조절, 고혈압 저하, 계절성 정서장애를 호전시키는데 아주 중요하다. 비타민 D는 병균의 감염과 싸우고 백신의 효과를 높이는 데도 도움을 준다. 비타민 D가 충분하지 못하면 자가면역증에 걸릴 위험이 300% 이상 증가할 수 있다.

햇빛과 비타민 D

대부분의 사람들은 대충 햇빛을 쏘이거나 식사를 하면 비타민 D를 충분히 얻을 수 있다고 잘못 알고 있다. 유감스럽게도 그것은 사실이 아니다. 오늘날 디지탈 시대에 도시에 사는 사람들은 비타민 D 필요량을 채울 수 있을 만큼 충분히 햇빛에 노출되어 있는 경우가 거의 드물다.

따라서 음식물이 아닌 다른 공급원으로부터 비타민 D 하루 필요량의 90% 정도를 얻어야 한다.

    피부에 멜라닌 색소가 많을 수록, 그리고 피부가 햇볕에 빨리 그을릴수록 비타민 D 전단계에서 사용할 수 있는 비타민 D로 전환하기 위해서는 더 많은 햇빛이 필요하다. 피부의 멜라닌 색소는 정도에 따라 자외선 빛의 90%까지 차단하는 자연 햇빛 차단제 역할을 한다. 검은 피부의 아프리카계 미국인은 필요한 양의 비타민 D를 만들기 위해 뽀얀 피부의 유럽출신 미국인보다 햇빛을 7배 정도 많이 쐬야 한다.

    적도 부근에 살던 사람들이 미국으로 이민을 오면, 그들은 햇빛에 과다 노출되는 지역에서 이민온 것이고, 한 때 햇빛으로부터 보호역할을 했던 멜라닌이 이제는 비타민 D를 만드는데 장애가 된다. 이 차이는 아프리카 출신의 미국인들에게 비만, 고혈압, 당뇨, 통풍, 심장질환, 낭창, 암 발생률이 높은 주요한 이유가 된다.

당신은 아마 이렇게 생각할 지도 모른다. 이 책을 의사에게 가지고 가서 플로리다나 남부 캘리포니아로 이사하라는 처방을 내려달라고 하면 충분한 햇빛을 쪼일 수 있을 것이라고. 그러나 그것이 해결책은 아니다. 그러기 위해서 당신은 밖에 나가서 햇빛을 온 몸으로 빨아들이는 생활방식을 지녀야 할 것이다. 그렇지 못한 생활방식을 지닌 사람은 하와이에 살면서도 비타민 D가 부족할 수 있다.

    플로리다에 사는 사람들이 비타민 D 수치에 있어서 미 북부에 사는 사람들과 별반 차이가 없는 것은 문화, 도시화, 기술이 지난 사반세기 동안 우리 모두를 실내로, 실내의 햇빛이 없는 곳으로 불러들였기 때문이다. 더욱이 대도시 지역에는 스모그 현상 때문에 같은 위도의 농촌 지역에 비해 비타민 D 생성이 줄어든다.

이러한 생활방식을 지니고 있는 도시인들은 그들이 어느 위도상에 살든 어쩌다 한번씩 쬐는 햇빛의 양으로는 적당량의 비타민 D를 생산하지 못한다.

Chapter 3
식사와 비타민 D

비타민 D 결핍에 대한 그림은 표면에 나타나는 것보다 좀 더 복잡하다. 당신은 비타민 D 수치를 바로잡아 자신의 건강상태를 쉽게 한단계 높일 수 있다. 하지만 음식에 빠진 요소들을 고려하고 그것들도 개선을 시킨다면 전혀 다른 세계를 맛볼 수 있을 것이다. 많은 북미인들처럼 식사를 하는 사람은 이런 잘못들을 고쳐야 할 것이다.

- 산을 만들어 내는 곡물과 치즈를 너무 많이 먹는다.
- 마그네슘이 풍부한 음식을 충분히 섭취하지 않는다.
- 칼륨이 풍부한 음식을 충분히 섭취하지 않는다.

산을 중화시키기

체내에서 산을 많이 만들어 내는 사람일 수록, 그 산을 완화시키는데 필요한 칼륨, 마그네슘, 칼슘이 더 많이 필요하다. 체내에 산이 너무 많을 때 발생할 잠재적인 악영향은 무서울 정도다. **칼륨, 마그네슘, 칼슘의 함유량이 높은, 즉 제산제를 만들어내는 과일과 야채를 많이 먹지 않는다는 말은 결국 자신의 뼈와 근육, 관절에 있는 미네랄과 단백질 창고에서 그것들을 빌려 와야 한다는 것을 의미한다.**

어떤 작용이 일어나는지 보여주겠다. 우리가 먹는 모든 음식은 간에서 신진대사된다. 이곳에서 우리 몸은 에너지와 영양소를 뽑아내고 소변으로 배출할 노폐물을 만들어낸다. 이 노폐물은 영양소의 형태에 따라 산성, 중성, 아니면 알칼리성제산으로 나뉜다. 단백질은 산성 노폐물로, 야채와 과일은 알칼리나 산을 중화시키는 노폐물로 생성된다.

맛이 아니라 노폐물에 관한 이야기라는 것을 기억하길 바란다. 레몬, 오렌지, 토마토는 산이 아니라 제산제를 함유하고 있다. 이것들은 칼륨과 구연산, 마그네슘으로 채워져 있고 신진대사시 완충제 역할을 하는 중탄산을 생성하기 때문에 좋은 것들이다.

다른 한편 소금은 영양소 창고에 구멍을 내는 것이라고 생각하면 된다. 우리가 과일과 야채를 먹어 칼륨, 마그네슘, 칼슘을 영양 창고에 쌓아 올린다 하더라도 섭취된 염화나트륨소금이 칼륨, 마그네슘, 칼슘을 단숨에 무너뜨려 이 좋은 미네랄을 소변으로 다 내보낸다.

해물, 돼지고기 안심, 껍질없는 닭 가슴살, 껍질없는 터키 가슴살 등을 포함하는 살코기는 100g 한 접시에 약 9밀리당량$_{100×0.009=0.9g}$의 산을 만들어 낸다. 견과류와 전곡류는 같은 양에 7밀리당량의 산을, 빵과 콩과류는 이 절반 정도의 산을 만들어 낸다.

치즈는 같은 음식량에 평균 20밀리당량의 산을 생산해 다른 단백질 보다 두 세배는 더 많은 산을 만들어 낸다. 치즈는 또한 소금과 포화지방이 포함되어 있다. 유제품 업계의 더러운 비밀이 바로 이것이다. "미국인들에게 하루 세번 유제품을 먹으라고 말하라. 그리고 치즈를 먹지 말라는 말은 하지 마라." 진실은 치즈에는 내세울 것이 없다는 말이다. 나는 치즈를 최악의 쓰레기 음식이라고 부른다. 그러나 유감스럽게도 치즈는 판매량이 늘고 있는 유일한 유제품이다.

평균 미국인들의 식사는 하루 30에서 50밀리 당량의 산이 초과되어 있다. 이 산을 소변으로 어떻게 빨리 내보낼 수 있는가의 여부는 우리 체내가 얼마나 많은 수분으로 채워져 있는지와 콩팥의 기능이 얼마나 좋은지에 달려있다. 나이가 들수록, 산을 처리할 능력은 떨어지는데, 나이를 먹음에 따라 콩팥의 기능이 떨어지기 때문이다.

오랫동안 당뇨나 고혈압을 앓고 있는 사람은 이 질병들로 콩팥기능과 산을 내다버릴 능력이 떨어지게 된다. 물을 충분이 마시지 않거나 수분으로 채워져 있는 과일과 야채를 충분히 먹지 않아 수분이 부족한 사람은 산에 갇히게 된다. 이뇨제를 먹는 사람은 이 이뇨제가 수분 부족 뿐 아니라 칼륨과 마그네슘을 초과 배출시키는 원인이 되는데, 이 둘 모두 산과다증을 악화시킬 수 있다.

산과다증은 몸 전체에 스트레스를 준다. 우리 몸은 이 불균형 상태를 중화시키기 위해 스트레스 반응을 나타낸다. 이는 코티솔콩팥위 부신에서 만들어지며 급성 스트레스에 반응해 분비됨 수치의 상승, 성장호르몬 수치의 저하, 레닌콩팥에서 생기는 혈압상승 호르몬, 엔지오텐신혈압상승 호르몬, 알도스테론부신피질호르몬의 일종의 수치 증가 등의 변화로 나타난다.

이러한 변화가 건강을 해친다. 이것은 뼈로부터 칼륨, 마그네슘, 칼슘 및 단백질을 빼냄으로써 뼈와 근육의 양을 감소시킨다.

또한 복부에 지방을 더욱 많이 축적시키는데, 그 지방은 우리가 사용할 수 있는 비타민 D의 양을 줄이고 염증을 일으키는 물질을 더욱 많이 만들어 낸다. 이런 변화로 혈압은 올라가고 소변을 통한 칼륨과 마그네슘의 손실을 증가시킨다. 이렇게 되면 몸에 남아있는 비타민 D의 효율성이 떨어진다.

산과다증에 대한 스트레스 반응의 결과로 나타나는 주요 증상에는
- 복부 지방의 증가
- 인슐린 저항
- 염증을 일으키는 물질 생산의 증가
- 뼈와 근육을 완충제로의 동원 등이 있다.

이런 결과는 심장질환, 뇌졸중, 당뇨의 발병 위험을 높이는 대사증후군으로 연결된다.

왜 마그네슘도 필요한가

우리가 체내의 시동을 거는데 필요한 마그네슘이 충분히 없다면, 우리는 활성화된 형태의 비타민 D를 만들어 낼 수 없으며, 비타민 D가 유전자를 조절 할 수 있도록 에너지를 공급하지도 못한다. 적절한 양의 마그네슘이 부족하면 우리 몸은 비타민 D에 저항하게 될 수 있다.

마그네슘은 아주 중요해서 이것이 없으면 우리는 생존할 수 없게

된다. 마그네슘은 엽록소 기능을 적절히 해주는 데 필요하다. 엽록소는 식물의 광합성에 필요한 녹색 색소이다. 마그네슘이 없으면 식물의 생명은 없다. 우리 인간은 단백질의 소화로 생기는 산성 노폐물을 완충시키는 일 외에도 300가지가 넘는 효소 반응과 뼈의 형성, 근육과 신경 기능을 위해 마그네슘이 필요하다.

다음은 마그네슘이 부족하면 고통을 받을 수 있는 몇 가지 문제들이다.

● 비타민 D를 실제로 사용할 수 있는 활성비타민 D로 변형시키는데 더 어려움이 많아진다.

● 중요한 에너지 단위인 APT아데노신3인산, 생명체의 주된 에너지원를 생성하고 사용할 수 없다.

● 적은 양의 마그네슘은 비타민 D수용체의 발현을 저하시키고 수용체 신호기를 손상시키기 때문에 우리 몸의 기능이 활발하지 못하게 된다.

● 체내에서 칼슘과 마그네슘을 잘 활용할 수 없다. 적은 양의 마그네슘은, 호르몬과 칼슘 및 마그네슘 대사를 조절하는데 도움이 되는 호르몬들인 칼시토닌의 분비를 억제시킨다.

● 세포막에 있는 미네랄 펌프기 조절 효소들의 활동을 손상시킨다. 제방 펌프와도 기능이 비슷한 세모막 미네랄 펌프는 여러가지 기능 외에도 칼륨을 세포 안에, 나트륨을 세포 밖에 있도록 분리, 유지시킨다.

● 체내에서 무척 필요로 하는 주 영양소인 칼륨과 칼슘을 소변을 통해 잃는다.

어떻게 하면 마그네슘과 칼륨을 충분히 얻을 수 있을까

마그네슘은 제산제이다. 우리는 산성 노폐물을 중화시키기 위해 제산제인 칼륨, 마그네슘, 칼슘, 그리고 마지막 수단으로 단백질이 필요하다. 우리가 더 많은 제산제를 음식으로 섭취할 수록 체내 창고로부터 빌려오는 양은 적어지게 된다. 그리고 단백질을 더 많이 먹을 수록, 그 단백질을 소화시키면서 나오는 산성 노폐물을 완충시키기 위해 더 많은 제산제가 필요하다.

충분한 마그네슘으로 비타민 D가 그 기능을 제대로 하고 또한 가장 중요한 효소들의 반응을 촉진시키기 위해서 우리는

- 마그네슘이 풍부한 음식을 먹고
- 소변으로 마그네슘과 다른 완충물의 손실을 줄이기 위해 우리가 먹는 음식의 산, 알칼리 균형을 맞춰야 한다.

우리는 과일과 야채, 특히 시금치, 청경채, 케일, 녹색 콜라드, 스위스 근대와 같이 녹색잎이 많은 엽록소가 풍부한 채소로부터 마그네슘을 충분히 얻을 수 있다. 견과류 역시 마그네슘 수치를 높이는데 아주 좋다. 전곡류에는 많은 양의 마그네슘이 있지만, 마그네슘 흡수를 줄이는 피트산도 들어 있다는 불리한 측면이 있다. 더욱이 전곡류와 견과류는 신진대사시 산을 발생시키지만 야채와 과일은 제산제만 발생시킨다. 마그네슘을 얻고 유지시키는 데에는 신선한 농산물과일과 야채이 곡류와 견과류보다 좋다.

 일반적인 북미인들처럼 식사를 하는 사람은 아마도 하루 100g 들

이 접시로 두접시 정도 농산물을 소비할 것이다. 그리고 녹색잎 채소보다는 과일을 더 자주 먹을 것이다. 하지만 그것은 질병통제센터에서 우리에게 필요하다고 알려준 양의 60% 정도 밖에 되지 않을 것이다.

국립과학원 National Academy of Sciences에 따르면 성인은 지방을 뺀 실체중 1Kg에 6mg의 마그네슘이, 아이들은 5mg의 마그네슘이 필요하다. 이 말은 70Kg의 군살이 없는 사람에게 필요한 일일 마그네슘 양이 420mg 정도라는 뜻이다.

그렇다고 갑자기 마그네슘 보충제을 복용하는 것이 이상적인 해결방안은 되지 못한다. 그것은 우리 몸이 마그네슘 보충제를 잘 흡수하지 못하기 때문이다. 마그네슘 보충제의 흡수력은 5에서 15% 밖에 안될 정도로 낮다. 마그네슘 보충제의 다른 문제는 설사를 유발할 수 있다는 것이다. 그 부작용은 음식을 통해 얻지 못한 마그네슘을 보충제로 대체시키는 것에 대한 흥미를 잃게 할 정도로 심하다.

이와는 달리 음식물을 통한 마그네슘의 흡수율은 25에서 50% 정도이다. 따라서 우리는 마그네슘의 대부분을 음식물을 통해서 얻어야 할 필요가 있다. 시금치, 청경채, 케일, 스위스 근대 등은 보충제보다 5배나 많은 마그네슘을 제공한다. 녹색잎 채소는 영양가라는 측면에서 보면 정말 헐값인데, 그것은 이 채소들이 마그네슘 뿐 아니라 칼슘, 칼륨, 미량 무기질, 제산물, 비타민 K, 폴리페놀, 항산화제, 섬유질을 제공하고 있기 때문이다.

녹색잎 채소의 한 성분인 비타민 K에 영향을 받는 혈액 희석제를 복용하고 있는 사람은 마그네슘 보충제를 먹을 필요가 있다. 혈액 희석제를 복용하는 사람은 녹색잎 채소를 완전히 피하는 것보다 일정량을 꾸준히 먹는 것이 더 중요하다. 복용하는 혈액 희석제를 배출시키는 것은 녹색잎 채소/비타민 K 섭취가 일정치 못한 데 있다.

이뇨제는 칼륨과 마그네슘을 소변으로 잃게 한다. 따라서 이뇨제를 복용할 경우에는 식이요법의 일환으로 이 보충제를 반드시 먹도록 한다. 칼륨에 관해서 대부분의 사람들은 보통 소비하는 양을 배가시킬 필요가 있다. 따라서 칼륨이 풍부한 음식인 야채, 과일, 견과류의 섭취를 늘리도록 한다. 이 간단한 요령이 도움이 될 수 있을 것이다.

- 하루에 한줌 10에서 12개의 견과류를 먹는 습관을 키운다.
- 과일 바구니에 바나나를 넣어 놓으면 매일 하나씩 먹는 것을 기억하는데 도움이 된다.
- 치즈는 먹지 않는다.
- 곡물류는 자주 먹지 않는다.
- 마그네슘과 칼륨이 풍부한 녹색잎 채소와 과일을 많이 먹는다.
- 음식에 소금을 첨가하지 말고, 이미 소금이 가미된 음식을 피한다.

이어서 비타민 D 다이어트 프로그램의 5단계 계획으로 이동한다.

Part 2

비타민 D
다이어트 프로그램

5단계 계획

2부에서는 비타민 D 다이어트 프로그램의 중심부를 다룬다. 비타민 D 다이어트 프로그램의 다섯 단계는 당신이 스스로를 도울 수 있는 방법이 제시되어 있다.

1. 우리에게 비타민 D가 얼마나 많이 필요한 지 알아본다
2. 햇빛과 보충제를 통해 비타민 D 수치를 향상시킨다.
3. 식이조절로 산과다를 감소시킨다.
4. 신체 기초를 다른 보충제로 보호한다.
5. 약간의 운동을 추가시킨다.

이 프로그램은 당신의 건강을 새로이 갱신시켜줄 것이다. 하지만 우선 실제로 필요한 양의 비타민 D가 얼마인지 알아내야 한다. 대부분의 사람들이 알겠지만, 4장에 있는 퀴즈를 풀거나 비타민 D 수치를 알려주는 혈액 검사를 하기 전까지는 확실히 알지 못한다. 만약에 당신이 대부분의 북미인과 마찬가지로 비타민 D가 부족하다는 것을 발견하면, 나머지 단계를 진행한다. 자신의 체중에 맞춰 적당한 양의 비타민 D 보충제를 섭취하는 것으로 시작해야 할 것이다. 식단 내역을 조사해 산알칼리의 균형이 맞는지 검토한다. 그리고 질병을 피할 수 있도록 균형을 맞추는 일을 구체적으로 실행 한다. 자신이 섭취하는 보충제들이 모든 영양분을 다 포함하는지 확인하고 싶은 사람도 있을 것이다. 7장에서 그것을 발견하는 데 도움을 줄 것이다. 마지막으로 시간을 많이 소요하지는 않지만 비타민 D 다이어트 프로그램의 기초를 상당히 보강시켜주는 아주 간단한 운동을 추가하였다. 이 간단한 운동을 추가하면 최대의 효과를 볼 수 있을 것이다. 이 단계들을 따라하고 새로 충전된 낙관과 에너지, 흥분감을 가지고 하루하루를 새로이 대하는 것, 그리고 더 좋은 음식을 먹고 비타민 D 보충제를 섭취하는 것 외에는 할 것이 별로 많지 않다는 것을 깨닫는 것이 진정 건강을 새로이 하는 단순한 길이다.

Chapter 4

Step 1 우리에게 **비타민 D**가 얼마나 많이 필요한지 알아보기

먼저 자신이 서있는 위치를 파악한다. 비타민 D 필요량을 평가하는 것으로 시작하자.

- 아래에 있는 퀴즈를 풀어 본다.
- 비타민 D 수치를 평가하는 길잡이가 필요하면 의사와 상담 한다.
- 검사가 필요하면 올바른 검사를 한다. 이것은 반드시 필요한 것은 아니다. 혈액검사 없이도 비타민 D 다이어트 프로그램을 시작할 수 있다.
- 자신의 전반적인 건강과 관련하여 검사결과가 무엇을 의미하는지 알아본다.

비타민 D 수치를 재검사하고 싶으면 몇 달간 비타민 D 보충제를 섭취한 후 그 섭취량이 목표량에 맞는지 다시 검사할 수 있다.

비타민 D 위험 분석 퀴즈

☐ 자신의 민족적 배경의 50% 이상이 아프리카, 인디아, 동남아시아, 라틴 아메리카, 아라비아 계통이다.(혹은 5장 59페이지에 있는 햇빛 노출 시간표에 따르면 자신의 피부형태가 4, 5, 6이다.)(3점)

☐ 자신의 신체 용적지수 Body Mass Index : BMI가 30 이상이다.(3점) 신체 용적지수의 계산방식은 124페이지에 있다.

☐ 어릴 때 비타민 영양제나 분유를 먹지 않고 모유를 먹고 자랐다.(3점)

☐ 피로를 느끼거나 근육, 뼈, 관절의 통증이 되풀이 하여 발생한다.(2점)

☐ 나이가 50세 이상이다.(2점)

☐ 적도로부터 남북위 35도 밖에 거주한다.(2점)

☐ 외출하기 전에 SPF 8도 이상의 햇빛 차단제를 바른다.(2점)

☐ 아침 11시에서 오후 4시 사이에 밖에서 보내는 시간이 드물다(1주일에 3번이 안된다).(2점)

● 채점 결과

0–2점　　　　위험이 낮다

3–5점　　　　위험이 높다

5점 이상　　　위험이 아주 높다

점수의 결과가 '위험이 높다'나 '위험이 아주 높다'를 가리키는 사람은 햇빛이나 보충제로 비타민 D 생산량을 증가시킬 필요가 있다. 5장 참조 '위험이 낮다'에 속한 사람은 비타민 D 수치를 측정해 보고 싶다는 생각을 할 수 있을 것이다. 나는 환자 개개인에 맞게 치료해 줄 수 있도록 모든 환자의 비타민 D 수치를 측정해 준다.

하지만 피검사를 건너뛰고 비타민 D 보충제를 바로 섭취하길 원하는 사람들도 있다. 그것도 좋다. 하지만 이렇게 할 경우 기대했던 반응이 나타나지 않을 때 왜 그런지 의아해 하게 될 수 있다. 2달 안에 건강이 더 좋아진 것을 느끼지 못하거나 지금 현 상태가 어떤지 알고 싶다면 의사를 방문해 검사를 해보는 것도 좋다. 좀더 구체적인 내용은 241페이지에 있는 올바른 비타민 D 테스트를 참고하도록 한다.

계절별 비타민 D 이해하기

미국으로 이민을 왔거나 미국 내 남부 농업 중심지에서 북동부나 중서부에 있는 산업 도시로 이주해 온 수백만명의 미국인들은 햇빛에 노출되는 시간이 줄어들었다. 예를 들어 미시시피강 하류지역이나 걸프 연안지역에서 미시건주 디트로이트로 이주해 온 사람은 비타민 D를 만들어 낼 수 있는 기간이 40에서 50% 줄어들었다. 이외에 밖에서 일을 하다가 실내로 작업 장소가 바뀌어서 햇빛에 노출되는 시간이 75% 줄었다면, 그 사람은 이미 비타민 D 위기 상황에 거의 봉착한 것이다.

우리는 비타민 D 수치가 최소한 35는 되어야 할 것이다. 이상적인 비타민 D 수치는 50에서 70사이를 오르내리는 것이다. 이것은 일과의 대부분을 햇빛 아래서 보내는 적도 지역의 해상 구조원이나 농부에 대한 연구와 일치한다.

비타민 D 수치가 햇빛에 노출되는 정도에 따라 오르내리기 때문에 당신의 비타민 D 수치도 아마 여름의 끝자락9월에서 10월에 가장 높고, 겨울의 끝자락2월에서 4월에 가장 낮을 것이다. 적도에서 멀리 떨어진 곳일 수록, 이 변동의 차이는 더욱 크다. 비록 당신이 비타민 D 수치를 잴 필요가 없더라도 부족한 정도를 파악하고 싶다면 일년 중 겨울의 끝에 하는 것이 이상적이다. 그 때가 일년 중 가장 낮은 때이기 때문이다.

하지만 지금 비타민 D와 관련하여 건강 문제가 염려되는 사람은 지체 말고 재보도록 한다. 그리고 이 프로그램을 바로 시작하는 것이 좋다. 보충 상태가 목표량에 맞는지를 알아보기 위해서는 언제든 나중에 비타민 D 수치를 재볼 수 있다. 그때 비타민 D 수치가 50에서 70 사이에 속하는지 알아보기 위해 최고점과 최저점을 알아보도록 한다.

계절별 햇빛량

혈중 비타민 D 수치의 계절별 변동사항은 햇빛을 거의 혹은 아예 쬘 수 없는 요양원에 사는 사람들에게는 계절과 계절 사이에 큰 차이가 없을 것이다. 다른 한편, 미네소타에 사는 농부는 봄철과 여름철의 대부분을 밖에서 보내는 반면 그들이 사는 곳이 아주 북쪽에 위치해 있어서 10월에서 4월까지는 충분한 비타민 D를 만들 수 없을 것이다.

당신이 미네소타에 사는 농부이고 9월에 비타민 D 수치가 40이라면 이 수치는 1월까지 20으로 줄것이고 거기에서 초봄까지 다시 50%가 줄어들어 비타민 D가 극도로 부족하게 될 것이다. 비슷한 예로, 잠수함을 타는 선원들은 자외선 B를 받지 못한 상태로 10주 동안을 보내면 비타민 D를 50% 정도 잃게 된다.

비타민 D 수치를 높일 수 있는 가장 좋은 방법은 무엇일까?

첫번째는 햇빛에 더 많이 노출되는 것이다. 보기에는 단순해 보여도 실제로는 그렇게 단순하지 않다. 밖에서 보내는 시간이 상당히 많고 또 거주 지역의 자외선 지수가 3 이상일 경우에만 충분한 양의 햇빛을 쪼일 수 있기 때문이다. 국립해양 대기 관리처National Oceanic and Atmospheric Administration는 자외선 지수에 관해 이렇게 설명하고 있다.

"연중 자외선 지수는 해가 중천에 떴을 때 피부를 해치는 자외선 양이 지구표면에 도달할 것으로 기대되는 수치를 그래프로 보고한 것이다. 지표에 도달하는 자외선 양은 주로 태양의 높이, 성층권에 있는 오존의 양, 떠있는 구름의 양과 관련이 있다. 자외선 지수는 0밤에서 15 내지 16열대지역에서 맑은 날, 해의 고도가 높을 때 사이에 있다. 자외선은 해가 하늘의 가장 높은 곳에 있을 때 가장 높고 해가 지평선에 가까이 갈 때 급격하게 줄어든다. 자외선 지수가 높을 수록 피부에 손상을 주는그리고 눈에 손상을 주는 자외선의 흡수 선량 속도가 커진다. 결과적으로 자외선 지수가 높을 수록 피부가 손상되기까지의 시간은 줄어든다."

자외선 지수가 자외선 B를 측정하는 유일한 방법은 아니다. 하지만 자외선 B는 자외선 지수 계산에 가장 큰 역할을 한다. 그리고 자외선 지수는 연중 실시간으로 알 수 있기 때문에 우리가 비타민 D를 만드는 자신의 용량을 추정하는데 유용한 도구이다.

비타민 D를 만들기 위해서는 자외선 지수가 3이상이 되어야 한다. 자외선 지수가 높을 수록 충분한 양의 비타민 D를 만드는데 소요되는 시간이 짧아진다. 5장의 도표는 햇볕을 쬐는데 필요한 시간을 계산하는 방법을 보여준다.

현재의 자외선 지수를 알아보려면 웹사이트 www.epa.gov/sunwise/uvindex.html이나 날씨 채널의 웹사이트인 www.weather.com으로 가서 표시된 곳에 우편번호를 집어넣으면 된다. 한국은 http://www.kma.go.kr/

weather/lifeindustry/life_01.jsp를 방문하면 된다.

    장소가 비타민 D 생산에 유일한 장애는 아니다. SPF가 8 정도로 낮은 햇빛 차단제도 자외선 B를 거의 98% 정도 차단시켜서, 햇빛 차단제를 바를 경우 비타민 D를 만드는 것은 실질적으로 불가능해 진다.

    앉거나 서있는 장소도 중요하다. 집이나 사무실, 차안의 유리창 옆에 앉아도 비타민 D를 만들 수 없다. 현대의 기술로 만든 유리는 자외선 B를 거의 차단시키기 때문이다. 테가 넓은 모자를 쓰거나 긴 소매를 입어도 비타민 D를 얻지 못한다.

    일상적인 햇빛 노출이 1년 동안 하루 15분, 일주일에 3일이라고 한다면 이것이 비타민 D를 만들 수 있는 미시건의 5월부터 9월까지, 사람들이 햇빛을 쬘 수 있는 주말 수인 48일 동안 하루에 몇 시간을 쬐야 하는지 계산해 보자.

15분/하루 x 3일/주 x 52주/연

= 2,340분/48일

=49분/일

48일 동안 매일 같이 50분간 햇빛에 노출되어야 충분한 비타민 D를 만들 수 있다. 하지만 만약 5-6개월동안 햇빛을 쬐지 못한다면 일주일에 두번 쬐는 햇빛의 양으로 안전할까? 48일 동안 충분한 양의 비타민 D를 저장하면 미시건에서 비타민 D를 만들지 못하는 6개월 동안 지탱할 수 있을까?

    햇빛에 노출되는 양이 불규칙하기 때문에 비타민 D 수치는 가장 높은 여름철 끝9월에서 10월에서 가장 낮은 겨울철 끝3월~4월까지 변동한다. 비타민 D 수치의 계절별 변동에 음식의 요인은 거의 작용하지 않는다.

보충제를 측정하기 위해 피검사를 한다면 3개월 마다 검사를 하고 비타민 D 수치가 50에서 70사이를 왔다갔다 할 때까지 보충제 양을 조정한다. 비타민 D 수치가 언제나 35는 넘어야 할 것이다.

왜 비타민 D 다이어트 프로그램이 효과가 있을까

언제 우리가 몸이 좋아진 것을 느낄 수가 있을까? 이 프로그램을 시작하고 2주만에 에너지가 많아지고 통증이 준 것을 느끼는 사람들도 있다. 하지만 대체로는 비타민 D 수치가 최고조에 달하기까지는 두달 반에서 석달이 걸린다.

비타민 D가 부족한 사람들의 절반 이상이 마그네슘도 부족하다. 그리고 적당량의 마그네슘이 제 자리에 있지 않으면 비타민 D가 제대로 작용하지 못한다. 비타민 D 보충 일괄 프로그램을 완성시키기 위해서는 필요한 식이조절을 하고 또한 정상적인 마그네슘의 양을 회복하기 위해 알맞은 보충제를 섭취해야 한다.

비타민 D 수치를 높이는 것과는 달리 마그네슘을 회복하는 데는 몇 달이 걸릴 수 있다. 문제는 일상적인 혈액 검사로 정확한 마그네슘 상태를 쉽게 평가할 수 없다는 데 있다. 마그네슘 수치를 평가하려면 혈액 검사 보다는 식습관을 분석한 것으로부터 더 많은 정보를 얻을 수 있다. 더욱이 마그네슘은 저장소혈액, 세포 안, 뼈 사이의 이동이 아주 느리다. 뼈에 마그네슘을 보충하는 데는 1년이 걸릴 수도 있다.

이 프로그램을 지속하다 보면 몇 년이 지나고 나서 건강이 훨씬 더 좋아지는 것을 볼 수 있는데, 그것은 뼈가 개보수되고 마그네슘과 칼슘 창고가 채워지는 데는 몇 달에서 몇 년이 걸릴 수 있기 때문이다.

자신의 기준 알아 내기

의료계에 종사하는 사람들은 치료하는 프로그램의 진척도를 평가하는데 표준화된 도구를 사용하는 것을 좋아한다. 우리 진료소에서도 비타민 D 다이어트 프로그램을 시작한 환자들이 방문할 때마다 진행속도를 평가하기 위해 7년 동안 검증된 도구를 사용해 왔다. 이 도구는 MHAQ(Modified Health Assessment Questionaire, 변형된 건강평가 질문서로, 환자들이 진료소를 방문할 때마다 기다리는 동안 일련의 질문들을 숫자로 답 하는 것이다. 그러면 진료소 직원들이 환자의 점수를 차트에 옮겨 흐름도로 적어넣는다.

이 도구는 환자가 증상을 객관적인 혹은 측정할 수 있는 숫자로 적는 것으로 우리는 그 숫자를 비교 하여 기간별 진척사항을 볼 수 있다. 16개의 문항을 사용해 일상적인 활동의 용이성을 채점하고 특정 분야를 다음과 같은 방법으로 평가한다.

1. 의존도 : 일정 활동을 하는데 도움이 필요없다, 약간의 도움이 필요하다, 아니면 도움이 많이 필요하다, 혹은 활동을 아예 할 수 없다. 0은 도움(보조물, 지팡이, 보행보조기) 없이 질문된 모든 활동을 할 수 있는 것을 의미한다. 100은 활동을 하는데 전적으로 다른 사람에게 의지하는 것으로, 즉 혼자서는 그 활동을 수행할 수 없다는 것을 의미한다.

2. 통증도 : 통증을 눈에 보이는 숫자(0~100)으로 평가한다. 0은 통증이 없고 100은 겪

어본 통증 중에 최악의 상태를 의미한다.

3. 피곤도 : 피곤의 정도를 숫자로 매긴다0-100. 0은 전혀 피곤하지 않은 것이고 100은 최대한으로 피곤한 정도이다.

4. 건강인지도 : 전반적인 건강에 대한 느낌을 눈에 보이는 숫자로 매긴다. 0은 건강에 대한 문제가 전혀 없다고 느끼는 것이고 100은 전반적인 건강 상태가 아주 안좋은 것을 의미한다.

5. 수면도 : 0은 편안한 잠을 전혀 이루지 못하는 것이고 10은 아주 편하게 잠을 이루는 것이다.

이 MHAQ테스트는 www.arthritis-research.org/documents.htm에서 찾아 볼 수 있다. 이 MHAQ 결과가 0.5-80-100-65-4인 환자는 다음과 같은 증상이 있다.

- 이동에 도움이 필요한 정도 : 0.5/100 — 거의 도움이 필요하지 않다.
- 통증의 정도 : 80/100 — 통증을 많이 느낀다.
- 피곤의 정도 : 100/100 — 항상 매우 피곤하다.
- 건강에 대한 인지도 : 65/100 — 전반적으로 건강하다고 느끼지 못한다.
- 수면도 : 4/10 — 잠을 편히 이루지 못한다.

이 사람은 아주 고통스러운 경우이다. 이 환자가 보충제를 섭취하기 시작한 후 다시 내 진료실을 방문했을 때 그녀의 새로운 점수는 0-20-20-10-7 이었다.

    이것은 다음을 의미한다.

- 그녀가 움직이는 데 아무런 도움이 필요하지 않다.
- 통증이 75% 정도 경감되었다.
- 좀 더 기운이 나는 것을 느낀다. 그녀의 피곤의 정도가 100에서 20으로 줄어들어 80%가 좋아졌다.
- 수면 상태가 85% 좋아졌다. 그녀는 훨씬 더 편안한 잠을 이루고 있다.

이제 미시건 관절염 연구소에서 비타민 D 다이어트 프로그램에 참여한 다른 사람들을 살펴보자.

마르타의 뻐근함

53세인 마르타의 증세에 관해 어떤 의사는 섬유근육통을 앓고 있다고 생각했고 다른 의사는 류마티스성 관절염으로 진단했다. 그녀는 치료를 받고 싶어서 미시건 관절염 연구소로 우리를 찾아왔다.

마르타는 손가락이 부어오르고 통증을 느꼈다. 이 증상이 2달 정도 사라졌다가 점차적으로 더 악화되었다. 이따금씩 엉덩이와 무릎, 다리, 어깨에 통증과 뻐근함이 느껴졌다. 고혈압에 우울증의 경력이 있었고, 잦은 변비로 고생을 했다. 나는 그녀의 손가락 관절 뼈가 커져 있는 것을 보았는데 그것은 그녀의 양손에 나타나는 골관절염과 일치하는 것이었다. 그녀는 근육과 정강이, 뼈에 통증을 느꼈지만 전반적인 건강 상태는 좋은 편이었다.

그녀의 첫 MHAQ 점수는 0.375-65-70-70-5 이동성, 통증, 피곤, 건강인지도, 수면 였다. 혈액 검사결과 갑상선과 류마티스 인자는 정상이었으나 C 반응성 단백질염증의 척도이 약간 상승되어 있었다. 또한 부갑상선 호르몬과 칼슘이 정상적임에도 불구하고 비타민 D 수치는 12밖에 되지 않았다.

마르타는 체중 1Kg 당 84IU를 매일 먹기 시작했다. 나는 그녀에게 다음과 같은 식이법을 따르라고 권하였다.

● 소금과 치즈, 곡물류를 피한다.
● 신선한 농산물과일과 야채과 저지방 단백질을 3대1의 비율로 섭취한다.

그녀는 식습관을 개선했고 보충제를 복용하였다. 3개월 후 내가 그녀를 다시 만났을 때 그녀는 훌륭한 결과를 보여주었다. 이번에 MHAQ 점수는 0.25-35-25-25-9이동성, 통증, 피곤, 건강인지도, 수면를 보였다. 그녀의 뻐근함은 하루종일에서 하루 2시간 정도로 줄어 들었다.

6개월 째의 방문시 MHAQ 점수는 0.25-25-25-15-8로 나타났고 아침 1시간 정도 동안만 뻐근함을 느낀다고 알려주었다. 그녀는 통증이 60% 이상 경감되었고 피로감도 60%이상, 수면의 질은 70% 이상 좋아졌다.

의사들은 종종 비타민 D와 식사에 의한 영양 결핍을 섬유근육통, 류마티스성 관절염, 혹은 낭창으로 오진하곤 한다. 이말은 정확한 진단 없이 장기 동안 겪어온 피로와 근육 및 뼈의 통증에 대한 답을 비타민 D 수치와 영양 상태의 검사로 찾아낼 수도 있다는 것을 알려주는 것이다. 같은 이유인데, 류마티스성 관절염, 낭창, 또는 섬유근육통을 앓고 있는 사람들도 역시 비타민 D와 식사에 의한 영양 결핍일 수 있다. 그래서 제대로 진단하기가 아주 어렵다.

케이티의 쑤심, 피로, 과민성 장증후군, 수면부족

35세인 케이티는 온 몸이 쑤시고 아프고 발의 통증이 심해 통증을 완화시키는 수술을 받으려고 하고 있다. 그녀는 또한 허리와 목 디스크, 다난성 난소질환, 두통, 우울증, 과민성 장증후군 등 여러가지 건강상 문제가 있었다. 6년 동안 그 통증은 점점 더 심해졌다. 그녀는 또한 근육경련 뿐 아니라, 손가락이 붓고 뻣뻣해지며, 잠을 설치고, 전반적으로 근육과 뼈의 통증을 느꼈다. 정강이와 발등이 아파왔다.

검사결과 그녀에게는 약간의 염증이 있었으나 일반적인 화학작용, 혈구수, 류마티스 인자, 항핵항체 검사결과 정상인 것으로 나타났다. 그녀의 MHAQ 점수는 0.75-80-40-50-5$^{이동성, 통증, 피곤, 건강인지도, 수면}$이었고, 그녀는 아침에 30분 정도 뻐근함을 느낀다고 하였다. 그녀의 체중은 90Kg이었고 비타민 D 수치는 14, 부갑상선호르몬 수치 54에, 칼슘은 정상인 것으로 나타났다.

그녀는 체중 1Kg 당 비타민 D 55IU와 칼슘 및 마그네슘 보충제를 매일 복용하기 시작했으며 소금과 치즈, 곡물류를 피하고 좀 더 많은 양의 농산물과 살코기를 섭취하였다.

3개월후, 케이티의 비타민 D 수치는 48이었고 MHAQ의 점수도 0-0-35-25-7로 좋아졌다. 이제 그녀는 아침 몇 분 동안만 뻐근함을 느꼈으며 체중은 89Kg이었다. 그녀의 기능은 정상적이었고 대부분의 통증도 사라졌다. 잠도 더 잘 자고 뻐근함도 해결되었다. 전반적으로 그녀는 50% 정도 좋아짐을 느꼈다.

이 프로그램을 시작한지 6개월후 비타민 D 수치가 70이 된 케이티는 MHAQ 점수가 0-0-20-0-6이었다. 그녀의 몸무게는 86Kg으로 줄었고 기능도 정상적이었다. 그녀는 통증을 느끼지 않았으며 복통과 변비 및 설사가 줄어들었다. 그녀는 체중 1Kg 당 비타민 D 55IU를 매일 복용하기 시작한 이후로 100% 좋아졌음을 느꼈다. **다낭성 난소질환은 여성에게 당뇨와 비만과 관련있는 질병이며 종종 불임과도 연관이 있다. 이들에게 비타민 D의 대체가 수정능력을 회복시켜 주는 경우가 많이 있다.**

마틴의 통증

우리는 11살짜리 아프리카계 미국인을 상담하였는데, 마틴은 3년 동안 다리와 팔, 손, 발목, 발에 통증을 느껴왔는데 붓기는 없었다. 겨울에는 통증이 더 심하고 여름에는 덜하였다그는 여름을 미시시피에서 보냈다. 마틴은 근육과 뼈, 특히 정강이에 통증을 느꼈다. 하지만 전반적으로는 건강하였다.

마틴의 MHAQ 점수는 0.875-50-50-70-7이동성, 통증, 피곤, 건강인지, 수면이었다. 마틴은 아침에 30분 정도 뼈근함을 느꼈다. 검사결과 비타민 D 수치가 11, 부갑상선 호르몬과 칼슘이 정상인 것으로 나타났다. 혈구수도 정상이었고 염증 검사는 약간 높게 나왔다.

우리는 마틴에게 체중 1Kg 당 비타민 D 99IU를 매일 복용시켰다. 3개월후 마틴의 MHAQ 점수는 0-30-20-30-9였다. 그가 비타민 D를 꾸준히 먹지 않았는데도 비타민 D 수치가 25로 나타났다. 마틴은 더 이상 뼈근함을 느끼지 않았다.

이 프로그램을 시작한 지 6개월 후, 비타민 D를 좀 더 꾸준히 복용한 마틴은 MHAQ 점수가 0-0-0-5-9를 보였다. 체중 1Kg 당 88IU를 복용한 후 비타민 D 수치는 35로 상승하였다. 이것은 사람들이 이 프로그램을 6개월 이상 꾸준히 하면 지속적으로 호전됨을 보여주는 것이다.

아프리카계 미국인들은 나이와 상관없이 비타민 D에 결핍될 가능성이 최소 90% 이다. 가족들간에는 보통 생활방식과 식습관이 같아서 가족이 함께 비타민 D와 식이성 영양결핍에 걸리기 쉽다. 마틴의 엄마도 비타민 D 부족이라는 것을 깨닫고 보충제를 복용하기 시작했다.

Chapter 5

Step 2 햇빛과 보충제로
비타민 D
수치 높이기

비타민 D 다이어트 프로그램의 제 2단계는 가장 중요한 것으로, 햇빛과 보충제를 통해 잃어버린 비타민 D를 다시 채워 넣는 것이다. 그 방법은 이렇다.

- 최대한 안전하게 햇빛에 노출시킨다.
- 비타민 D를 복용한다. 비타민 D 위험 분석 결과를 보고, 혹은 혈액 검사결과로 적당한 복용량이 얼마인지 알 수 있을 것이다.
- 아이들이 성인보다 비타민 D가 더 필요하다는 것을 잊어서는 안된다.
- 비타민 D를 보충할 때 비타민 A를 너무 많이 복용하지 않도록 조심한다.

조지아의 이야기

비타민 D 다이어트 프로그램으로 문제를 해결한 사람들이 아주 많은 것은 확실하다. 하지만 내 머리속에 떠오르는 좋은 예는 미시건 관절염 연구소의 내 사무실에서 5년 전에 처음 만난 57세의 여성 조지아이다. 당시에 그녀는 폐경기를 거치면서 좀 누그러진 편두통을 포함하여 여러가지 건강 문제로 시달리고 있었다.

그녀에게 더 큰 위협은 장기간 느껴온 피로감과 어깨와 허리, 둔부의 통증이었다. 여러 차례의 수면 부족이 그녀를 더욱 지치게 만들었다. 목과 어깨의 통증으로 몸을 제대로 가누지 못하는 때도 있었다. 장시간 동안 앉아 있으면 둔부의 통증은 심화되었고 걷는 것 역시 고통스러웠다. 조지아는 다리와 발에 근육 경련도 있었다. 진통제와 물리치료도 도움이 되지 못했다.

20년 전에 조지아는 우울증을 앓았었다. 그녀의 의사는 이 문제가 아마 이혼에 따른 후유증일 거라고 생각했다. 그로부터 10년 후에는 섬유근육통이라는 진단을 새로이 받아, 그녀는 통증관리 센터에서 도움을 구하였다. 여러번의 처방약과 주사를 맞은 후에도 통증은 여전히 멎지 않았다. 하지만 그녀는 이렇게 받아들였다. "이 문제들을 달고 살기로 마음먹었어요. 약은 먹고 싶지 않아요. 약을 먹으면 생각이 흐릿해지거든요."

그녀의 좋지 못한 건강 상태는 누그러지지 않았다. 15년 전에는 의사가 갑상선 기능이 떨어진 것을 발견하여 갑상선을 대체시켰다. 거의 같은 시기에 그녀는 기관지염에도 걸렸다. 가슴을 찍은 X 선 사진과 CT 스캔 촬영 결과 폐렴과 확장된 임파절이 발견되었다. 생체실험 결과 체내의 서로 다른 부위에 염증세포라는 미세한 덩어리들이 생기는 유육종증Sarcoidosis이 있는 것이 확인되었다. 하지만 6개월간의 스테로이드 처방을 통해 이 증상들은 해결되었다.

조지아는 14Kg 정도 과체중이었고 혈압이 약간 높았다. 덮어 씌운 이가 몇개 있었고 없어진 이도 하나 있었다. 그녀의 피부, 특히 목둘레와 어깨, 허리, 둔부는 만지면 아픔을 느꼈다. 정강이는 누르면 아팠고, 오른쪽 무릎이 커져 있었다. 혈액 검사결과 갑상선 질환이 있는 것으로 나타났다.

조지아의 문제에 있어서 중요한 것은 식이성 불균형, 비타민 D 결핍 및 근육 조정능력의 결여라는 3가지 요인이 모든 증상과 질병을 한데 묶은 공통 분모라는 것이다.

조지아는 단순히 적당량의 비타민 D와 마그네슘 보충제를 복용하고, 음식 선택을 좀더 신중히 하고, 몸을 좀더 활동적으로 움직임으로써 훨씬 더 좋아졌다.

2달 후, 조지아는 비타민 D 다이어트 프로그램으로 훨씬 더 나아졌다. 여기서 전하는 낙관적인 메시지는 우리가 질병을 중단시킬 수 있을 뿐 아니라 실제로 그 상태를 반전 시킬 수 있다는 것이다.

조지아의 이야기는 결코 보기 드문 일이 아니다. 나는 그녀와 같은 환자들을 매일 만난다. 1995년부터 관절염으로 고생하는 성인과 아이들을 치료해 오면서 나는 4만명 이상의 환자들을 만났고 그들을 통해서 조지아가 경험한 모든 증상과 질병들이 예방될 수 있다는 것을 알게 되었다.

햇빛을 이용하여 비타민 D 수치 증가시키기

내가 조지아에게 말했던 것처럼 비타민 D 수치를 높이는 방법의 하나는 햇빛 쬐는 시간을 늘리는 것이다. 하지만 이것은 자외선 지수가 3이 상이라는 조건을 갖추어야 한다. 이 조건을 맞추기 위해 대부분의 사람들은 비타민 D 보충제가 필요하다.

적당량의 비타민 D를 만들기 위한 햇빛 양을 산정하려면 햇빛 노출시간표의 설명서를 따라한다.

1. 현재 있는 위치의 실시간 자외선 지수를 알아본다.
2. 아래 표의 맨 윗줄에서 현재의 자외선 지수에 해당하는 곳을 찾는다.
3. 표 아래에 설명된 피부 형태에서 자신의 피부 형태를 찾아 현 자외선 지수와 자신의 피부 형태가 만나는 곳을 찾아낸다.
4. 표에 씌여 있는 숫자는 자신이 일주일에 최소한 3번 햇빛 차단제를 바르지 않고 햇빛에 노출되어야 하는 시간을 알려주는 것으로 이 시간 동안 햇빛을 쬐야 정상적인 혈중 수치를 유지하는 데 필요한 비타민 D를 제공해 준다.
5. 이 수치는 피부의 50에서 75%가 햇빛에 노출되는 것을 기준으로 한 것이다(반바지와 티셔츠, 또는 수영복).

비타민 D를 만드는 데 필요한 햇빛 노출시간(분)

	UV지수 0-2	UV지수 3-5	UV지수 6-7	UV지수 8-10	UV지수 11+
피부형태1	못만듦	10-15	5-10	2-8	1-5
피부형태2	못만듦	15-20	10-15	5-10	2-8
피부형태3	못만듦	20-30	15-20	10-15	5-10
피부형태4	못만듦	30-40	20-30	15-20	10-15
피부형태5-6	못만듦	40-60	30-40	20-30	15-20

* 나이가 50 이상인 사람은 이 시간의 두배를 취한다.
* 인공 선탠실의 자외선 지수는 대체로 7-8 정도이다.

피부형태

1. 항상 타고, 전혀 그을리지 않는다.
2. 쉽게 타고 잘 그을리지 않는다.
3. 어쩌다 타고 서서히 그을린다
4. 잘타지 않고 빨리 그을린다.
5-6. 절대 타지 않고 항상 검다.

위의 표에 적힌 시간 동안 햇빛에 노출시킨 다음에 SPF 15 이상의 햇빛 차단제나 옷으로 피부를 가리는 것을 고려해 본다. 우리 몸이 비타민 D를 천천히 분산시키지만 겨울철자외선 지수가 3미만이 3개월 이상 될 경우에는 최소한 겨울 동안이라도 비타민 D 보충제를 먹도록 권한다.

햇빛 노출을 통해서 비타민 D는 필요 이상으로 많이 만들어 지지 않는다. 햇빛을 더 쬐어서 필요 이상으로 만들어진 비타민 D는 피부에서 자동적으로 비활성화되기 때문이다.

따라서 정상적인 비타민 D 수치가 50인 사람이 친구들과 뱃놀이로 하루를 보냈다 하더라도 비타민 D가 과도하게 흡수되는 것은 아니다. 배 위에 있는 동안 만들어진 대부분의 비타민 D는 지속적인 햇빛노출로 인해 비활성화 되버릴 것이다. 자외선 B가 비타민 D의 생산을 촉진시키는 과정은 자동적으로 조절된다.

인공 일광욕실을 자주 찾는 사람들이 정상적인 비타민 D 수치, 즉 보통 45 이상을 유지한 다는 것을 제시해주는 최근의 연구가 있다. 이 말은 인공 일광욕실을 자주 찾거나 아니면 집에서 인공 일광욕 베드로 피부를 그을리는 사람은 아마 비타민 D 보충제가 필요없다는 것을 뜻할 것이다.

우리는 비타민 D가 얼마나 필요한가

이 책을 읽는 시점에서 당신은 햇빛 만으로는 비타민 D 결핍에 대한 답을 찾을 수 없다는 것을 알았을 것이다. 주 원인은 아무도 더 이상 옥외에서 충분한 시간을 보내지 않기 때문이다. 더욱이 특정 약을 복용하거나—낭창과 같이—특정 질병에 걸린 사람들에게 햇빛에의 노출은 선택할 수 있는 사항이 아니다.

또한 비만인 사람들은 체중이 정상적인 사람들과는 달리 햇빛을 통해 비타민 D를 효율적으로 만들 수 없다는 것을 알고 있다. 과체중인 사람들은 햇빛을 쬐는 것 뿐 아니라 햇빛과 보충제를 함께하거나 보충제를 먹는 것이 더 나을 것이다.

어떤 종류의 보충제가 필요하고 또 그것을 어디서 구하는지 어떻게 알아낼 것인가?

모두에게 맞는 일정 복용량은 없다

비타민 D는 지용성이다. 체구가 큰 사람일 수록 비타민 D도 더 많이 필요하다. 비타민 D 보충제는 사람에 따라 복용량이 다르다.

우리에게 필요한 비타민 D 양을 결정하는 방법은 미임상영양지 American Journal of Clinical Nutrition에 실린 로버트 히니Robert Heaney 박사와 마이클 홀릭Michael Holick 박사의 정보를 바탕으로 한 체중기준 계산법이 있다. 이것은 적당한 복용량을 결정하는데 체구를 고려한다는 것이다.

혈중 비타민 D 수치를 굳이 재고 싶지 않을 경우 비타민 D를 얼마나 보충해야 하는지가 여기에 나와 있다. 자신의 위험도 점수를 알아보고 그 숫자로 적당한 복용량을 산출해 낸다. 이 방법은 실제로 필요한 양보다 더 많거나 적게 추산할 수도 있다는 것을 기억해야 한다.

위험도 점수와 비타민 D의 일일 복용량

위험도 점수	비타민 D의 일일 복용량
0–2	보충제 필요없고 햇빛노출로 충분함혈액검사로 수치를 측정 한다
3–5	체중 1Kg당 44IU
〉5	체중 1Kg당 55IU

질병통제 및 예방센터의 자료에 의하면 미국인 평균 비타민 D 수치는 15에서 35 사이이다. 이상적인 수치가 50에서 70사이이기 때문에 평균적인 미국인들은 비타민 D 수치를 50에서 70으로 끌어올리기 위해서는 아마도 체중 1Kg 당 44-55IU가 필요할 것이다.

좋은 건강상태를 유지하고 있는 사람에게 최소한의 정상적인 비타민 D 수치는 35이다. 우발적으로도 발생할 일이 거의 없지만, 몸에 독성이 생기려면 비타민 D 수치가 100 정도, 아니 120은 넘어야 할 것이다. 실제로 비타민 D 수치가 60인 사람이 일광욕을 하거나 선탠실에서 피부를 그을려도 독성이 발생하지 않는다.

비슷한 사례로, 비타민 D 수치가 60인 사람이 체중 1Kg 당 44IU를 복용해도 해를 입지 않을 것이다. 이 사람의 비타민 D 수치가 아마 90에 달할 지 모르겠다. 하지만 이 사람이 칼슘을 과도하게 복용하지 않는 한, 이것이 유독하지는 않을 것이다. 동시에 만약 피부를 그을리는 사람은 보충제가 필요하지 않다는 것을 기억하는 것이 중요하다.

마찬가지로, 실내에 갇혀서 하루 종일 햇빛을 보지 못하고 비타민 D 수치가 5정도인 사람이 체중 1Kg 당 55IU를 복용하면 비타민 D 수치는 40으로 오를 것이다. 따라서 혈중 비타민 D 수치를 재지 않더라도 자신의 위험도 점수에 근거하여 체중 1Kg 당 40-60IU를 복용하면 정상적인 범위의 비타민 D 수치를 생산할 수 있을 것이다.

다른 한편, 검사를 통해 비타민 D 수치를 평가한다면 비타민 D 수치를 정확하게 조절할 수 있을 것이다. 아래 표는 체중을 기준으로 한 파운드당 비타민 D 복용량 단위이다1Kg은 2.2 파운드임. 예를 들어 겨울철 끝자락3월에 비타민 D 수치가 15인데 45를 더하여 60으로 만들고 싶다면 비타민 D 수치를 45 높이기 위해서는 체중 1 파운드 당 34IU를 복용해야 한다. 따라서 체중이 170파운드77Kg인 사람은 하루에 5,780IU의 비타민 D가 필요하다. 반올림 해서 하루 6000IU를 복용한 다음 3개월 정도 후에 비타민 D 수치를 다시 검사한다. 비타민제나 다른 미네랄 보충제를 복용하면 여기에서 추가로 비타민 D를 얻을 수 있으므로 일일 복용량을 계산할 때 이 숫자를 넣고 계산해야 한다.

혈중치로 비타민 D 복용량 산정하기

파운드당 필요한 비타민 D의 단위(1Kg =2.2Ld)														
바람직한	70	46	42	38	34	30	26	23	19	NC	-4	-8	-11	-15	-19	-23
비타민 D	60	38	34	30	26	23	19	15	11	NC	-11	-15	-19	-23	-26	-30
수치	50	30	26	23	19	15	11	8	4	NC	-19	-23	-26	-30	-34	-38
	40	23	19	15	11	8	4	0	-4	NC	-26	-30	-34	-38	-42	-46
잰 수치		10	15	20	25	30	35	40	45	50-70	75	80	85	90	95	100

비타민 D 결핍 정도가 심각한 사람은 그 상황을 빨리 바꾸기 위해 의사가 2달 정도 비타민 D_2를 처방해 줄 수도 있다복용량이 높은 비타민 D_2는 처방으로만 구할 수 있다. 연구 결과에 의하면 비타민 D_2는 비타민 D_3보다 효력이 약하기는 하지만 장기 복용에는 좋지 않다.

복용량은 일주일을 기준으로 일주일에 한번 혹은 특정일 동안 나누어서 복용 할 수 있다. 예를 들어 하루에 3,000IU가 필요한 사람은 일주일에 21,000IU를 한꺼번에 복용할 수 도 있고 5일 동안 하루에 4,000IU, 총 20,000IU를 복용할 수도 있다. 여기에서 우수리인 1,000IU는 한 주로 보면 무시할 수 있는 수치이다. 장기간 동안 체중 1Kg당 85IU 이상은 필요치 않을 것이다. 비록 잠수함에 오래 머무른다 하더라도 이 복용량이면 혈중 수치 50 정도를 상승시킬 것이다.

이 표는 반대로도 효과가 있으므로 보충제 복용 후에 비타민 D 수치가 너무 높으면 이 표를 이용해 복용량을 조정하여 줄일 수 있다. 지정된 양 만큼 복용양을 줄이기만 하면 된다. 비타민 D 수치를 줄이는 또다른 방법은 일일 혹은 일주일 총량의 25%를 줄인 다음 두 달 후에 다시 수치를 검사하는 것이다.

짧은 기간 동안의 햇빛 노출로 비타민 D 수치가 일시적으로 상승할 수 있다. 따라서 하와이에 여행다녀온 날과 같이 일정치 않게 햇빛에 노출된 이후에는 측정하지 않는 것이 좋다. 사전에 혈액 검사를 받지 않고 3개월간 체중 1Kg 당 55IU를 복용한 후에 재어본 비타민 D 수치가 95라고 하자. 이 말은 처음부터 비타민 수치가 정상이었으며 따라서 보충제가 필요하지 않았다는 것을 뜻한다.

비타민 D 필요량은 저장된 지방이 포화된 이후에 달라질 수 있다.

포화지방은 신체용적 지수가 35이상일 경우, 극도의 비만상태에서 비타민 D 대사의 특성을 바꾸어버린다. 치명적일 정도로 비대한 사람의 비타민 D 대사에 관한 연구는 많지 않다. 하지만 과체중인 사람들은 그렇지 않은 사람들에 비해 같은 자외선 B에 반응해 비타민 D 생성량이 적었다.

체중이 135Kg 이상인 사람들에게, 위의 계산은 필요량보다 약간 과대 혹은 과소 평가될 수 있다. 복용량 계산에서 우수리를 잘라 버리고 두달 마다 비타민 D 수치를 검사하면 복용량을 안전하게 조절할 수 있을 것이다.

비타민 D는 아이들에게 절대적으로 필요하다

아이들, 특히 유아기와 취학전에 있는 아이들은 성인보다 비타민 D가 결핍될 위험이 훨씬 더 크다. 피츠버그에서 이루어진 한 연구는 92%의 아프리카계 신생아와 66%의 유럽계 신생아가 혈액 1밀리리터당 비타민 D가 30 나노그램이 안된다고 발표하였다 정상치는 35이상이다. 그리고 이 신생아들은 산모보다 비타민 D 수치가 더 낮았다. 이 말은 이 신생아들이 산모의 자궁에서 발달하는 동안에 비타민 D가 결핍되었다는 것을 의미한다.

위의 공식과 도표는 아이들과 신생아들에게도 적용된다. 내 자신과 아르민 지터만Armin Zittermann 박사의 관찰에 따르면 체중을 기준으로 한 복용량은 아이나 성인에게나 같다. **감염과 골다공증, 자가면역 질환, 암을 예방하기 위해서는 수태 기간과 유아기 동안 정상적인 비타민 D 수치를 유지하는 것이 절대적으로 필요하다.** 이것이 당신이 이 책에서 얻는 유일한 메시지라도 당신은 자신의 가족 몇 세대의 건강에 기여하게 될 것이다.

제니퍼의 다리통증과 수면부족

부모를 따라 처음 관절염 연구소에 왔을 때 제니퍼는 4살이었다. 제니퍼의 의사는 아이가 심하게 앓고 있는 다리의 통증, 특히 오른쪽 무릎을 좀더 조사해 달라고 부탁했다. 제니퍼는 8개월 정도 통증을 호소해 왔고 의사도 연소자성 관절염을 우려하였다.

이 문제로 아이는 일상적인 활동을 제대로 하지 못하는 때도 가끔 있었다. 하지만 마사지를 해주면 통증이 경감되었는데, 주로 밤에 있는 일이었다. 아이의 항핵항체검사 수치가 좀 높았다.

제니퍼는 2년 동안 엄마 젖만 먹고 자랐다첫해 동안에 제니퍼는 비타민이나 곡물 보충제를 전혀 먹지 않았다. 연소자성 관절염을 나타내주는 관절의 붓기나 두드러기는 보이지 않았다. 하지만 정강이를 누르면 아이가 통증을 느꼈다. 전반적인 건강상태는 정상이었다. 검사결과 제니퍼의 비타민 D 수치는 24였고 칼슘과 부갑상선 호르몬은 정상이었다.

나는 제니퍼에게 하루 1,142IU, 즉 체중 1Kg 당 66IU를 1밀리리터당 8,000IU가 들어있는 물약으로 복용하도록 처방하였다. 나는 또한 제니퍼의 엄마에게 신선한 야채와 과일, 살코기 단백질을 먹이도록 하고 소금과 치즈, 곡물은 피하도록 권하였다.

나는 처방한 용량이 유독하지 않다는 것을 알고 있었는데 그 이유는 30년전 네덜란드에서 공중보건 정책으로 구루병을 예방하기 위해 새로 태어난 모든 신생아에게—대구 간기름으로—2,000IU의 비타민 D를 먹이는 것을 의무화했으며 이로인한 어떤 유독성도 관찰되지 않기 때문이다.

제니퍼는 어떠했을까? 첫 방문시의 점수와 기록은 다음과 같았다.

- 0.375-65-0-15-6일상 기능, 통증, 피로, 건강인지, 수면
- 아침 90분간 뻐근함

4개월 후 다시 방문했을 때 제니퍼는 다음과 같은 변화를 보였다.

- 0.125-0-15-5-6
- 뻐근함이 없어짐
- 기능이 67% 좋아짐
- 통증은 완전히 없어짐
- 전반적으로 인지되는 건강상태 67% 호전
- 비타민 D 수치 41

그 다음 방문시에 제니퍼의 엄마는 물약 비타민 D가 다 떨어지고 나서 몇 주 후에 딸 아이의 통증이 재발되었다고 알려 주었다. 그 후, 제니퍼는 보충제를 다시 복용하고 식사도 개선하였는데, 그것으로 증상이 경감되었다.

제니퍼의 경우는 아이들이 비타민 D와 식이성 영양결핍에 걸릴 위험이 높다는 것을 강조해 준다. 아이들이 쑤시고 아픈 것이 많은 사람들이 생각하듯이 항상 성장통 때문만은 아니다. 이 사례는 또한 모유 수유의 위험을 다시한번 짚어준다. 산모의 비타민 D 수치가 50-70이 아니면 모유에는 비타민 D가 거의 혹은 아예 없다. 이 때

문에 모유를 수유하는 모든 여성들이 아이에게 보충제를 먹이거나 자신의 비타민 D를 정상화시키기 위해 자신이 비타민 D 보충제를 복용해야 한다.

사우스 케롤라이나 의과 대학의 부르스 홀리스Bruce Hollis 박사는 아이를 돌보는 산모는 모유에 비타민 D 농도를 최대화시키고 아기의 혈중 수치를 정상화 시키기 위해서는 하루 평균 비타민 D를 4,000IU 이상 복용해야 한다는 것을 발견하였다. 그는 현재 임신기간 동안에 비타민 D 보충제의 최대한 안전 복용량이 얼마인지를 연구하고 있다.

미 소아과 학회American Academy of Pediatrics는 분유를 먹이지 않는 2개월까지의 갓난 아기에게 하루 200IU의 비타민 D를 권장하고 있다. 이런 결정은 모유를 수유하는 산모가 비타민 D 부족이면 그 모유에는 비타민 D가 없다는 것을 당연한 것으로 받아들이고 있는 것이다.

신생아의 평균 체중이 3.6Kg이고, 아기의 체중 1Kg 당44-55IU를 먹인다면 하루 160-200IU의 비타민 D가 되는데, 이것은 미 소아과 학회가 권장하는 양과 같다. 내 경험으로 미루어 볼 때, 아이들에게 비타민 D를 복용시키는 것은 쉽지 않다. 하지만 캡슐 대신 물약으로 먹이면 비타민 D를 좀더 쉽게 먹일 수 있다.

비타민 D 보충제는 어디서 찾을수 있나

고용량 비타민 D를 구입하려고 하면 1,000단위나 그 이상의 비타민 D 알약이나, 캡슐, 젤 캡슐을 발견하는 것이 쉽지 않다는 것을 알게 될 것이다. 2,000 단위나 그 이상의 캡슐이나 물약을 파는 회사들은 몇 되지 않는다.

400IU와 1,000IU의 정제알이나 젤캡슐로 된 것은 쉽게 찾을 수 있

을 것이고, 이것들의 효능은 거의 같다. 정제알, 캡슐, 물약, 젤캡의 생체이용률이 다르다는 연구보고는 나와 있지 않다.

한가지 중요한 주의사항은 비타민 D 보충제를 구입하는데 너무 많은 값을 지불할 필요가 없다는 것이다 물론 비용은 복용량의 크기에 따라 달라진다.

비타민 A의 과다 복용을 피한다

비타민 D를 구입할 때, 비타민 A가 섞인 보충제는 피하는 것이 좋다. 비타민 A가 포함된 비타민 D 보충제를 복용하면, 비타민 D의 수치를 높이려고 하는 부지불식간에 비타민 A를 쉽게 과다복용할 수 있음으로 조심해야 한다.

비타민 D/A 혼합물은 생선 간유 보통 대구 간유에서 파생된 것으로 보통 10:1의 비율, 즉 비타민 A가 비타민 D보다 10배가 많이 들어있다. 비타민 A의 새로운 일일 권장량은 여성이 2,310IU, 남성이 3,000IU, 그리고 아이들은 그 절반이다. 그리고 성인이 9,000에서 10,000IU를, 아이들이 3,000IU를 하루에 복용하면 독이 된다. 더 좋고 안전한 형태의 비타민 A는 베타 카로틴 beta-carotine ; 체내에서 비타민 A로 전환됨이다. 비타민 A에 급성으로 중독되었을 때 아래의 증상들이 나타날 수 있다.

- 메스꺼움
- 시야의 흐림
- 구토
- 발진
- 두통
- 몸의 기능의 불안정한 조정
- 현기증

만성적으로 비타민 A에 중독되면 태아의 선천적 결손, 간의 기형, 골다공증, 중앙 신경체계의 장애 등이 나타날 수 있으므로 가볍게 복용할 수 있는 비타민이 아니라는 것을 명심 한다.

대부분의 사람들은 비타민 D 과다 복용을 염려한다. 하지만 비타민 D는 과다 복용하기가 쉽지 않다. 비타민 D 수치가 100 미만이고 일일 비타민 D 복용량이 1Kg당 132IU 정도 미만이면 중독될 가능성은 아주 미미하다.

비타민 D에 중독되면 다음의 증상들이 나타날 수 있다.

- 빈번한 배뇨
- 변비
- 메스꺼움
- 허약함
- 구토
- 체중 감소
- 식욕부진

체내 비타민 D가 증가하면 혈중 칼슘 농도를 증가시킬 수 있는데, 이로 인해 빈번한 배뇨, 탈수, 무기력, 혼란 등을 일으킬 수 있다. 만성적으로 혈중 칼슘 농도가 증가되면 피부, 근육, 신장과 같은 체내 기관에 칼슘과 인을 저장시킬 수 있다.

비타민 D 수치가 이상적인 혹은 그 이상으로 높은 상태에서 칼슘 보충제를 너무 많이 복용하면, 특히 비타민 D 다이어트 프로그램의 식사를 하지 않을 경우, 신장 결석의 위험을 증가시킨다. 비타민 D 보충제를 복용하면 칼슘 보충제는 필요 없을 것이므로 주의한다.7장 참조

비타민 D나 A를 과다 복용했다는 생각이 들면, 당장 의사에게 알

린다. 혈중 농도를 검사해 볼 필요가 있다. 그러면 의사가 결과에 따라 적절한 처방을 내려 줄 것이다.

알아두어야 할 또 다른 중요한 사항은 아마도 비타민 D를 하루 2,000단위 이상 복용하면 위험하다고 알고 있는 사람들이 많은데 그것은 사실이 아니라는 것이다. 국립과학회 National Academy of Sciences가 이 수치를 선택한 이유는 단순성과 아이들의 안전성을 위한 것이었는데, 이제는 아이들에게도 더 이상 믿을 만한 것이 못된다. 비타민 D 섭취량을 체중에 근거해 산출하는 방법은 새로운 것으로서 모든 사람에게 일정한 복용량을 제시하는 것보다 의심할 여지 없이 훨씬 더 정확하고 안전한 보충 방법이다.

Chapter 6

Step 3 식습관을 조절하여
산과다 감소시키기

비타민 D 다이어트 프로그램의 중심이 되는 부분은 세번째 단계이다. 산과다를 산출하고 식사의 균형을 다시 잡는 특별한 순간이다. 우리에게 산이 얼마나 과다 되었는지를 알아내는 것으로 시작한다. 식습관의 약점을 찾아 낸다. 그런 다음 소금과 치즈, 파스타, 시리얼, 빵을 식단에서 배제시킨다.

    매일 섭취하는 농산물^{과일과 야채}과 저지방 단백질 양을 알아본다. 하루에 지방을 제거한 실체중 1Kg 당 1.1g의 단백질 소비를 목표로 정한다. 농산물을 저지방 단백질의 3배를 섭취하는 것을 기본 규칙으로 삼는다.

먼저 무엇을 먹고 있는지 조사한다

1. 씨리얼 : 여기에는 밀, 보리, 귀리, 쌀, 옥수수, 퀴노아 및 다른 모든 곡물, 그것이 오

래 묵은 것이든 새로 산출한 것이든, 전곡이든 가공된 것이든 모든 곡물로 만든 씨리얼을 포함한다. 달리 말해 모든 씨리얼은 종류를 가릴 것 없이 모두 포함시킨다.

2. 빵 : 흰빵, 밀빵, 귀리빵, 전밀빵, 다곡류 빵 등을 포함한다. 무엇이든 빵은 다 포함시킨다.

3. 파스타 : 파스타는 그 성분이 무엇이든 즉 그것이 밀, 전곡, 아마, 계란 국수, 쌀국수, 시금치 국수든 상관없이 모두 포함시킨다.

4. 육류/생선 : 소고기, 돼지고기, 가금류, 사냥감 고기, 고기 내장 및 갑각류를 포함한 모든 생선이 포함된다. 나는 카티지 치즈탈지유로 만든 희고 부드러운 치즈도 이 범위에 포함시킨다. 가공 고기, 즉 베이컨, 쏘시지, 훈제 고기, 지육, 구운 고기, 상업용 육포도 포함시킨다. 가공 고기에는 소금이 많이 함유되어 있으므로 가공 고기를 먹는 사람은 소금에 관한 질문에 "예"라고 대답한다.

5. 콩 : 콩과 식물을 말한다. 이 범주에는 강낭콩, 흰 강낭콩, 칠리콩, 병아리콩, 완두콩, 리마콩, 대두, 땅콩 등이 속한다.

6. 견과류 : 이 범주에는 호두, 아몬드, 캐슈, 피칸, 피스타치오, 마카다미아 넛츠, 브라질 넛츠 등을 포함한 견과류가 포함된다.

7. 치즈 : 이 범주에는 고기류에 포함시킨 카티지 치즈를 제외한 모든 종류의 치즈가 속한다. 카티지 치즈는 산이 적지만 같은 분량의 고기에 비해 단백질이 반정도 밖에 없다.

8. 과일류 : 과일류에는 통조림과 주스를 포함한 모든 종류의 과일이 속한다. 과일 주스는 100% 과일로 된 주스를 말하며, 과일 맛을 낸 음료는 과일 주스가 아니다.

9. 채소류 : 여기에는 신선하거나 냉동된 모든 종류의 야채가 포함된다. 일상적으로 통조림 토마토를 포함하여 통조림 야채를 먹는 사람은, 소금과 관련된 질문에 "예"라고 대답해야 한다. 그 안에 소금이 포함되어 있기 때문이다.

지난 24시간 동안 자신이 소비한 모든 음식을 다음 네모 칸에 표시를 한다.

식단의 산알칼리 계산 표

산성식품							
씨리얼/곡물	☐	☐	☐	☐	☐	총	X 8 =
빵	☐	☐	☐	☐	☐	총	X 2 =
파스타	☐	☐	☐	☐	☐	총	X 7 =
육류/생선	☐	☐	☐	☐	☐	총	X 9 =
콩류	☐	☐	☐	☐	☐	총	X 4 =
견과류	☐	☐	☐	☐	☐	총	X 7 =
치즈	☐	☐	☐	☐	☐	총	X 20 =
산성음식 총계							

알칼리성 식품							
과일	☐	☐	☐	☐	☐	총	X 3 =
야채	☐	☐	☐	☐	☐	총	X 3 =
알칼리성 음식 총계							

음식에 소금을 뿌리거나, 요리시 소금을 넣거나 일주일에 3회 이상 짠 음식을 먹는다.

☐ 예   ☐ 아니오

포화지방에 관하여, 버터나 쇼트닝반고형 기름, 크림, 아이스 크림, 가공된 고기류를 주 3회 이상 먹는다.

☐ 예   ☐ 아니오

채점하기

1. 각 줄마다 체크 한 칸을 모두 더해 총 숫자를 적어넣고 옆에 있는 인자 수와 곱하여 합계를 적어 넣는다. 각 식품에 대한 총 점수이다.
2. 이제 오른쪽 아래에 산성 식품 총계와 알칼리성 식품 총계를 계산하여 넣는다.
3. 소금이나, 포화지방에 관한 질문에 "예"라고 답한 사람은 알칼리성 식품 총계에서 3점씩을 빼거나 알칼리성 식품 총계가 0일 경우 산성 식품 총계에 3점씩을 더한다.
4. 이제 산성 식품 총계에서 알칼리성 식품 총계를 뺀다.
5. 이 숫자가 산과다 지수이다.

산성식품 총계 — 알칼리성 식품 총계 = 산과다

산과다 점수 해석하기

⟨0   훌륭하다! 산과다가 잘 통제되어있고 걱정할 것이 없다.

0–10   산과다로 약간의 문제가 있지만 쉽게 고칠 수 있다.

11–20   어느 정도 산과다가 있으니 좀 신경쓸 필요가 있다.

20–30   산과다가 높다. 상당한 애를 먹을 수 있겠다.

⟩30   산과다가 심각하다. 전문가의 도움이 필요하다.

자신의 점수가 받아들이기 어려울 정도라도 너무 기분 나빠하지 않길 바란다. 대부분의 사람들이 산과다이다. 대부분의 내 환자들도 산과다 지수가 30이 넘는 점수를 기록하였고 나도 식단을 바꾸기 전에는 20이었다. 우리가 할 일은 이 정보를 이용하여 식습관을 의미있게 변화시키는 것이다.

    산과다는 과일과 야채에서 칼륨과 마그네슘을 충분히 얻지 못한다거나 산을 생성하는 음식을 너무 많이 섭취한다거나 혹은 그 둘다 라는 것을 의미한다.

이 문제를 시정하기 위해 뭔가를 해야한다. 우리 몸이 체내의 화학 균형을 맞추기 위해 근육과 뼈에 들어 있는 칼륨, 마그네슘, 칼슘을 빼내는 것을 중단시키는 것이 아주 중요하기 때문이다.

만일 비타민 D와 마그네슘이 다 부족하여 음식물에서 적당량의 칼슘을 흡수하지 못하는 사람은 뼈에서 훨씬 더 많은 칼슘이 빠져나온다. 근육과 뼈의 건강을 희생시키지 않길 바란다. 그렇지 않으면 골격에 붙어있는 모든 것이 다 떨어져 나가기 시작할 것이다.

균형 맞추기

산과다는 실제로 그리 복잡한 것이 아니다. 사람들이 공통적으로 먹는 4가지가 산과다로 이끈다.

1. 소금
2. 치즈 및 포화지방
3. 곡물 위주의 음식 과다섭취
4. 녹색 야채와 과일의 과소섭취

위의 식단에 관한 질문에 대한 답을 연구해 보면 자신의 문제가 무엇인지 눈에 띄게 될 것이다. 전형적인 미국인의 식습관인 다음의 예를 살펴보면 식사에 의한 영양 결핍이 어떻게 문제의 요인이 되는 지를 알 수 있을 것이다. 전형적인 미국인 식단은 산이 지배적이다.

식단의 산 알칼리 계산 표

산성식품						
씨리얼/곡물	✓	☐	☐	☐	☐	총 1 X 8 = 8
빵	✓	✓	✓	☐	☐	총 3 X 2 = 6
파스타	✓	☐	☐	☐	☐	총 1 X 7 = 7
육류/생선	✓	✓	☐	☐	☐	총 2 X 9 = 18
콩류	☐	☐	☐	☐	☐	총 X 4 =
견과류	☐	☐	☐	☐	☐	총 X 7 =
치즈	✓	☐	☐	☐	☐	총 1 X 20 = 20
산성음식 총계 : 59						

알칼리성 식품						
과일	✓	☐	☐	☐	☐	총 1 X 3 = 3
야채	✓	☐	☐	☐	☐	총 1 X 3 = 3
알칼리성 음식 총계 : 6						

음식에 소금을 뿌리거나, 요리시 소금을 넣거나 일주일에 3회 이상 짠 음식을 먹나?

예. 알칼리성 음식 총계에서 3을 빼면 3이 남는다.

포화지방과 관련하여, 버터나쇼트닝^{반고형 기름}, 크림, 아이스 크림, 가공된 고기류를 주 3회 이상 먹나?

예. 알칼리성 음식 총계에서 3을 더 빼면 0이 남는다.

59-0=59 산과다 지수

위의 사례에 나온 사람은 하루 동안에 다음과 같이 식사를 하였다.

- 아침 : 씨리얼, 토스트, 커피
- 점심 : 샌드위치빵 두조각, 고기조각, 치즈와 다이어트 음료
- 저녁 : 라자냐고기, 치즈, 파스타, 샐러드, 빵, 다이어트 음료

이것은 확실히 불량한 식단이다. 씨리얼, 파스타, 빵은 21점의 산을 만들어 낸다. 이는 이 사람의 산과다 지수의 3분의 1이 넘는 수치다. 또 치즈 하나에서 다른 20점이 나온다. 따라서 이 사람은 영양분이 거의 없는 음식에서 산을 41점을 얻었다. 이 식단에 포함된 소량의 좋은 영양분은 같은 음식에서 나오는 산과 그에 포함된 나쁜 지방으로 무효화되었다. 포화지방은 신장의 산제거 능력을 저하시킨다. 소금은 칼륨, 마그네슘, 칼슘을 소변과 함께 밖으로 내보내게 한다.

    그래도 여전히 소금, 치즈, 파스타, 씨리얼, 빵 등을 많이 먹는 것에 대한 생각을 바꾸고 싶지 않다면, 좋은 건강을 위해서 과일과 야채의 섭취량을 20접시 정도로 늘려야 한다. 그 많은 음식을 섭취하려면 위가 소 만큼 커야 할 것이다. 그렇게 할 수 없을 것이 뻔하니 유일한 선택은 산을 줄이는 것이다. 가장 실질적인 해법은 산을 만들어 내거나 나쁜 지방이 함유된 영양가 낮은 음식을 제거하는 것이다. 또한 가공된 고기 대신에 순살코기를 먹기 시작하는 것이다. 이 말은 이미 보관된 고기제품은 아니라는 말이다. 그러면 산성 음식 총계가 18점으로 줄어든다. 방정식은 다음과 같다.

18-6= 12, 산과다 지수

이제 농산물을 4접시 정도만 더 섭취하면 쉽게 체내의 화학 균형을 잡을 수 있다. 그러면 농산물을 전부 6접시 먹게 될 것이고, 산과다 지수는 0이 된다.

이렇게 말할 사람이 있을지도 모르겠다. "지금 당신이 내 음식의 반을 빼앗아 갔어요. 그래서 나는 지금 굶주리고 있다구요." 이것은 조건 반사적인 반응일 것이다. 하지만 사실은 이제서야 그 사람은 다른 건강한 음식을 채워넣을 공간을 마련하게 된 것이다.

올바른 음식 먹기

"무엇을 먹을 수 있을까?" 음식 재고조사를 하고 난 후에 하는 첫번째 질문이 이럴 것이다. 하지만 답은 정말 간단하다. 옳은 음식을 먹는 것이란 두가지 부류의 음식, 즉 살코기와 농산물에만 집중하는 것이기 때문이다. 기억하기 쉽고 실행하기 쉽다. 두가지 간단한 규칙들은,

1. 대부분 두가지 부류의 음식, 즉 살코기와 농산물을 먹는다.
2. 농산물과 살코기의 비율을 3:1로 소비한다.

저지방 단백질이라는 말은 살코기 단백질을 의미한다. 여기에는 방목한 소고기와 돼지고기 안심, 모든 종류의, 특히 오메가 3 지방 함유량이 높은 해물, 뼈없고 껍질 없는 가금류, 사냥감 고기, 그리로 일부 오메가 계란이것들은 좀더 좋은 사료를 먹이기 때문이 "오메가 3 고 함유"라는 표시가 되어 있다 등이 있다.

"지방 없는" 이라는 말은 포화지방이 거의 없거나 아예 없는 고기

를 의미한다. 이 고기를 제공하는 동물들은 곡물식이 아닌 초식풀이나 클로버이어야 한다. 유기농 고기를 구하려면 '목초 사육', '풀을 먹인', '클로버를 먹인' 동물과 같은 용어를 살펴보라. 유기농 고기를 구매할 때, 사용된 사료의 성분이 명시된 상품정보 표시를 읽어본다. 하지만 유기농 고기를 찾으려고 노력하는 것보다 더 중요한 것은 살코기의 양을 많이 먹는 것이라는 점을 항상 기억한다.

대부분의 가축업자들은 가축을 도살하기 전 사육장에 보내 어마어마한 양의 옥수수와 곡물을 먹여 살을 찌우는데, 마치 사람에게 생기듯이 고기와 간에 대리석 무늬와 같은 포화지방이 생기고 신체 질량도 증가한다. 이와는 반대로, 풀을 먹여 키운 소는 저지방 소로, 그 고기에는 오메가 3 지방, 단일 불포화지방, 복합 불포화지방이 높게 포함되어 있다. 이 지방들은 산을 내보내는 신장 기능을 향상시켜주고, 혈압을 낮춰주고, 중성지방콜레스테롤과 함께 동맥경화를 일으키는 혈중 지방 성분을 낮추고 좋은 콜레스테롤을 증가시킨다. 이들은 또한 혈관의 손상을 가속화시키고 심장발작과 뇌졸중을 유발할 뿐 아니라 류마티스성 관절염과 같이 염증성 질환을 악화시키는 염증성 물질의 발생을 저하시킨다.

우리가 먹는 단백질 양으로 얼마나 많은 양의 농산물을 먹어야 하는지 알아낼 수 있다. 미영양사 협회American Dietetic Association는 체중 1Kg당 단백질 필요량이 0.8g이라고 발표하였다.

웨스턴 온타리오대 피터 레몬Peter Lemon 박사는 미영양학회지에 평한 연구서에 신체적으로 활동적인 사람들은 체중 1Kg 당 1.6g이 필요하다고 제시하였는데, 이는 신진대사에 필요한 하루 단백질량이 전에 생각되었던 것의 2배에 달하는 것이다. 노인여성의 뼈 대사를 연구한

커네티컷 대학의 제인 커스테터Jane Kerstetter 박사는 미 임상영양지American Journal of Clinical Nutrition에 건강한 여성의 뼈의 양을 유지하기 위해서는 체중 1Kg 당 하루 1.2g의 단백질이 필요하다고 언급하였다.

단백질의 섭취는 자신이 이상적으로 생각하는 체중Kg의 1.1 배 정도의 그램g을 섭취해야 한다. 즉 체중이 68Kg인 사람은 하루에 75g의 단백질을 섭취해야 한다.

아래의 표를 이용하면 하루 단백질 필요량을 얻기 위해 얼마나 많은 고기를 먹어야 하는지 알아낼 수 있다.

일일 단백질 최소 필요량

이상적인 체중에 따른 일일 단백질 최소 필요량			
신장(인치 (Cm))	이상적인 체중(파운드)	이상적인 체중(Kg)	단백질(g)
58 (147.32)	105	48	53
59 (149.86)	109	50	55
60 (152.40)	112	51	56
61 (154.94)	116	53	58
62 (157.48)	120	55	60
63 (160.02)	124	56	62
64 (162.56)	128	58	64
65 (165.10)	132	60	66
66 (167.64)	136	62	68
67 (170.18)	140	64	70
68 (172.72)	144	65	72
69 (175.26)	149	68	75
70 (177.8)	153	70	77
71 (180.34)	157	71	79
72 (182.88)	162	74	81
73 (185.42)	166	75	83
74 (187.96)	171	78	86

| 75 (190.50) | 176 | 80 | 88 |
| 76 (193.04) | 180 | 82 | 90 |

* 이상적인 체중은 신체 용적지수가 22일 때의 체중으로 정의한다.

신선한 농산물이란 불로 요리 하지 않고, 냉동하지 않고, 가공하지 않은 야채와 과일을 뜻한다. 통조림 야채는 보통 통조림하기 전에 끓는 물에 데치고 보관 수명을 늘리기 위해 가공업자가 소금을 가미한다. 대부분의 통조림 제조업자들은 보존을 위해 설탕을 첨가시킨다. 냉동 농산물은 종종 냉동 전에 표백시키는데, 이 표백 과정에서 많은 영양소들이 파괴된다.

이렇게 생각해 보자.
- 신선한 것이 가장 좋다.
- 냉동 식품은 제한만 하면 괜찮다.
- 통조림은 디저트로만 먹으면 괜찮다.

통조림된 농산물이나 고기는 사용 전에 물로 씻어 첨가된 소금과 설탕을 제거한다.

    농산물과 단백질의 비율 3대 1은 독일 도르트문트에 있는 아동 영양연구소Research Institute of Child Nutrition의 토마스 레메르Thomas Remer 박사와 프리드리히 만츠Friedrich Manz 박사의 산알칼리 계산에서 나온 것이다. 100g의 살코기는 9밀리당량0.9g 정도의 산을 발생시킨다. 100g의 야채나 과일은 3밀리당량의 제산제를 발생시킨다. 이 말은 살코기를 먹어서 발생한 산을 중화시키기 위해서는 그 세배의 신선한 농산물을 먹어야 한다는 뜻이다.

3:1의 비율을 소금 없이 섭취한다면 현대에 뒤바뀐 칼륨과 나트륨의 비율을 되돌릴 수 있다. 샌프란시스코에 있는 캘리포니아 대학 안소니 세바스찬Anthony Sebastian 박사와 린다 프라세토Linda Frassetto 박사에 의하면 현대인의 칼륨과 나트륨의 섭취 비율이 고혈압, 신장 결석, 골다공증과 연결되어 있다.

체중이 68Kg인 사람은 농산물을 얼마나 먹어야 할까? 85g의 살코기는 25g의 단백질을 제공한다. 이 사람은 단백질 필요량이 75g이므로 하루 255g의 살코기를 먹을 필요가 있다. 농산물과 단백질의 3:1 비율을 맞추려면 이 사람은 하루 85×3×3, 즉 765g의 농산물을 섭취해야 한다.

아침식사 관리

내가 아침에 의례적으로 먹는 한 사발의 스틸컷 귀리와 오트밀, 호두, 건포도를 바꾸는데 어려움이 많았다. 처음 한두 주일은 내가 이상하게 여겨졌고 씨리얼 사발과 갤론들이 우유를 찾아 손을 뻗치는 자신을 발견하곤 하였다.

매코믹, 켈로그, 필즈베리 및 다른 씨리얼 거물들이 마케팅을 아주 훌륭하게 해왔고 이 때문에 그들이 대부분 사람들의 아침 식사를 오랫동안 담당해왔다고 나는 감히 말할 수 있다.

사람들은 토스트나 씨리얼, 베이글, 도넛, 핫케익, 와플 등을 실제로 먹어서는 안된다는 것을 발견하면 뒷걸음치는 경향이 있다. 아침식사로 돼지 갈비살을 먹는다는 생각을 쉽게 받아 들이지 못할 수도 있다. 하지만 어제 저녁에 먹다 남은 음식을 다시 데우기만 하면 된다는 편리한 측면도 있다.

먹고 난 후 몇 시간이 지나도 배고프지 않을 몇 가지 아침 건강식 예를 여기에 제시한다—참고로 나는 아침 식사를 이렇게 바꾸고 나서, 오트밀을 먹은 후에 생기는 속쓰림이 없어졌다.

선택 1	선택 2
• 계란 3개 지방제거를 위해 노른자위는 뺌, 삶거나 수란을 하거나 프라이를 하거나 • 신선한 시금치 2컵 • 아보카도 ½개 • 유니버설 양념장 • 바나나 1개 • 칼슘이 함유된 유기농 오랜지 주스 1컵 115g	• 구운 돼지고기 안심 115g 주말에 구워 놓는다 • 뜨거운 물에 데친 아스파라가스 1컵 • 작은 붉은 감자 1컵, 삶아서 올리브유와 마늘로 간해 놓는다. • 썰어 놓은 오랜지 1개 • 꿀을 넣은 뜨거운 녹차 1컵 115g

• 준비시간 〈5분
• 칼로리에 대해서는 염려하지 않는다. 이 건강식을 모두 마음껏 먹는다.
• 짧막한 정보: 계란 1판을 삶아 냉장고에 넣어 놓으면 훨씬 수월해진다.

도시락 싸기

대부분의 사람들은 빠르고 간편한 점심을 원한다. 우리 중 많은 사람들이 출근 시간에 점심을 서둘러 가져가기 때문에 준비할 시간이 없을 것이다. 건강을 위한 몇 가지 예를 제시한다.

● 잘게 썬 호두와 아마가루를 넣은 용기를 냉장보관한다. 이것은 준비가 필요 없이 단백질과 건강에 좋은 지방을 편리하게 얻을 수 있는 음식이다—대부분의 사무실에 냉장고가 있을 것이다.

● 어제 저녁에 먹다 남은 음식을 점심으로 먹는다

- 정크 음식은 피한다. 뭔가 먹고 싶다는 생각을 떨칠 수 없으면, 건강에 좋은 음식으로 먼저 배를 채운 다음에 남아 있는 식욕으로 초콜렛이 덮힌 견과류나 건포도를 먹는다.
- 자신이나, 가족, 동료들이 언제든 집을 수 있도록 신선한 과일을 준비해 놓는다. 이런 단순한 배려로 주변 사람들이 쓰레기 음식을 덜 찾게 된다.

선택 1	선택 2
• 아마가루가 섞인 잘게 썬 호두 ½ 컵 • 호두를 묻힌 바나나 1개 • 사과 1개	• 삶은 계란 1개 • 호두와 아마가루를 묻힌 바나나 1개 • 오랜지 1개

저녁식사 옳게 하기

배우자나 아이들이 이렇게 먹는 것을 거부한다면 어찌 할 것인가? 그러면 자신이 먹을 음식을 직접 요리하는 수 밖에 없다. 나도 식단을 바꾼 후부터 그렇게 하고 있다. 모든 사람이 다 이런 건강식을 원하는 것은 아니다. 많은 사람들이 "나 건강이 그리 나쁘지 않아요. 그런데 왜 바꿔야 하죠?" 라고 말한다.

하지만 우리는 건강을 개선시키기로 했으니 주말에 시간을 내어 일주일 동안 먹을 양을 미리 준비하도록 한다. 하루에 두끼, 한끼에 2인분씩 해서 10인분 정도의 분량에 맞게 충분히 뼈없고, 껍질없는 닭고기나, 돼지고기 안심, 혹은 해산물을 준비한다. 이 정도면 바쁘게 일하는 부부에게 충분한 양이다. 3일 분량의 야채는 찜하거나 무쳐 놓는다. 또한 집과 직장에 신선한 과일이 담긴 큰 바구니를 놓아둔다.

저녁식사로 살코기를 먹을 수 있고 유니버설 양념장Universal Marinade

은 샐러드 드레싱과 야채의 양념으로 사용할 수 있다.

살코기	
해산물어장용이 아니라 자연산 ; 꼭 필요해서 통조림을 쓸 경우 통안의 국물을 제거하고 물에 헹구어 낸다	
연어	농어
넙치	메기
참치	새우
송어	가리비
농어	바다가재
명태	게
저지방 쇠고기방목한 것 위주, 모든 지방 제거	
안창살 스테이크	꼭대기 등심살
런던 브로일옆구리살을 얇게 썰어 구운 스테이크	
쇠고기 안심	갈은 홍두깨살지방이 5% 미만, 요리후 지방을 제거한다
돼지 살코기	
돼지고기 안심	옆구리 나비형 갈비살
뼈없고 껍질없는 조류 고기	
닭가슴살	에뮤호주산 큰새
터키 가슴살	꿩
칠면조신선한 메추라기	야생 터키
오메가 계란	

오메가 계란은 좋은 사료를 먹인 암탉이 낳은 것으로 '오메가 3이 높은'이라는 표시가 있는 계란을 말한다.

사냥감 고기	
토끼	카리부북미산 순록
사슴고기	엘크사슴

살코기 단백질의 영양성분

음식명	준비	무게 g	단백질g	지방g	콜레스테롤	칼로리
뼈와 껍질 없는 닭 가슴살	구움	86	26.7	3.0	0	142
뼈와 껍질 없는 터키 가슴살	구움	87	26.2	0.6	0	117
돼지 안심 지방제거	직화구이	85	25.9	5.4	0	159
대서양 연어 자연산	구움	85	21.6	6.9	0	155
대서양 연어 어장	구움	85	18.8	10.5	0	175
코호 연어 자연산	구움	85	19.9	3.7	0	118
코호 연어 어장	구움	85	20.7	7.0	0	151
참다랭이	구움	85	25.4	5.3	0	156
참치 통조림	통조림	85	21.7	0.7	0	99
혼합 새우 껍질채	삶음	85	17.8	0.9	0	84
사슴고기 1인치 허리 스테이크	직화구이	85	25.7	2.0	0	128
사슴고기 안심	직화구이	85	25.4	2.0	0	127
계란	삶음	1개	6.0	5.0	0.6	78

소금 줄이기

구운 닭고기와 석쇠로 구운 고기는 소금을 빼면 삼키기가 힘들다. 나는 소금 대용품으로 건강에 좋은 기름과 과일 즙을 섞어서 쓴다. 감귤류 주스는 천연 고기 연화제이다. 집에서 바베큐 소스를 만드는 사람은 그 주성분이 파인애플 주스라는 것을 알고 있을 것이다. 생선을 좀 더 감칠맛 나게 하는 데 일반적으로 사용되는 레몬 주스 또한 천연 고기 연화제이다.

고기와 야채, 샐러드에 딱 맞는 양념을 시도해 보라. 소금이 필요하다는 생각을 절로 잊게 해 줄 것이다.

유니버설 양념장, 드레싱
새로 짜낸 레몬 주스 1 부
기름카놀라유나 올리브유 혹은 아마유 1부
백포도주나 적포도주 1부
다진 마늘 2-5쪽
갈은 생강이나 쿠민애기회양, 미나리과 식물, 커리양과 종류는 입맛에 맞춤 1 찻숟가락
피망입맛대로

향을 바꾸려면 과일 주스나 으깬 토마토를 섞어 사용한다. 짠맛은 없고 레몬이나 라임 즙에서 나는 새콤하고 톡 쏘는 맛을 줄 것이다. 식초를 사용하는 방법도 있는데 그래도 소금은 섞지 않도록 한다. 약간 매콤한 맛을 원하면 고추를 좀 섞는다.

감귤은 훌륭한 천연 고기연화제이므로 요리할 때 고기나 야채를 재워 두는데 사용할 수 있다. 서로 다른 맛의 양념장이 든 용기들을 밀폐시켜 냉장 보관한다. 이 과정에 아이들을 참여시키면 아이들도 좋은 음식을 따라 먹게 할 수 있다. 음식으로 여러가지 시도를 해보다 보면

입맛에 맞는 좋은 음식을 먹을 수 있는 새로운 방법을 발견하게 될 것이다.

야채에 대해 알아보기

어렸을 때 야채를 싫어했고 지금도 여전히 싫어하는 사람들이 많이 있다. 하지만 이제는 그에 대한 생각을 바꿔 여러가지 시도를 해보도록 하자. 애기 시금치잎을 샐러드의 바탕이나 파스타 대용으로 사용해 본 적이 있는가? 시금치는 훌륭한 마그네슘 공급원이고 같은 양의 다른 야채 보다 제산제를 4배나 많이 만들어낸다. 혹은 애기양배추의 줄기를 잘라내고 김에 쪄내서 올리브기름과 마늘에 재어 놓는 것도 시도해 볼 만하다.

칼슘이 많은 야채	마그네슘이 많은 야채	다른 영양분이 많은 야채
• 청경채 • 케일 • 배추 • 푸른 겨자잎	• 시금치 신선한 잎이나 애기 잎 • 감자껍질채 • 녹색 콜라드 양배추의 일종	• 아티초크 국화과 식물 • 아스파라가스 • 피망 녹색, 빨강, 오렌지, 노랑 • 당근 • 마늘 • 온갖 종류의 버섯 햇볕에 말린 것은 비타민 D가 풍부함 • 녹색 겨자잎 • 양파 • 파슬리 • 해초 다시마 등 • 스위스 근대 • 토마토

녹색식품 늘리고 곡물 줄이기

이태리계 사람들은 파스타를 고기, 야채, 치즈의 바탕으로 쓴다. 아시아계는 국수와 쌀을, 유럽계는 빵을, 남미인들은 옥수수를 음식의 바탕으로 사용한다. 이것들은 모두 상당히 많은 탄수화물을 제공하고 섬유질과 단백질은 거의 공급하지 못한다. 이외의 영양분은 없다. 이것들은 체내 산성도를 어마어마하게 증가시킴으로써 우리 몸에 거슬러 작용한다. "곡물 대신에 녹색을"이라는 슬로건을 따라 하자.

녹색 식품은 더 많은 섬유질과 미네랄마그네슘, 칼륨, 칼슘, 항산화제, 비타민엽산, 비타민 C, 비타민 K 및 이밖에 많은 영양소를 함유하고 있다. 이 모든 영양소들이 칼로리는 거의 없으면서 신진대사시 알칼리화 시키는 제산제를 발생시킨다.

견과류와 씨는 어떠한가?

견과류는 아주 훌륭한 영양 공급원이다. 영양소 밀도가 높은 견과류는 치즈에 비해 산을 1/3밖에 만들어내지 않기 때문에 치즈 대용품으로 훌륭하다. 그리고 치즈와는 달리 소금을 첨가하지 않는 한 소금이 거의 함유되어 있지 않고 대부분이 불포화지방과 상당한 양의 섬유질이 들어있다.

갈은 견과류는 샐러드와 고기, 야채에 질감과 맛, 영양분을 첨가시켜준다. 견과류는 마그네슘을 가장 풍부하게 제공하는 공급원이다.

심장 혈관을 위협하는 요인체중, 콜레스테롤에 대한 상당히 많은 연구에서 견과류가 체중을 늘리거나 콜레스테롤을 증가시킨다는 것을 보여주는 연구는 없었다. 실제로 견과류를 규칙적으로 먹는 사람들은 보통 체중과 콜레스테롤 수치, 심장질환과 당뇨의 발생률이 낮았다.

여기에 약간의 조언이 있다.

- 견과류를 통째로 사서 소금 없이 불에 볶는다.
- 견과류를 전이지방으로 볶지 않는다.
- 견과류를 건조하고 서늘하고 어두운 곳이나 용기에 담아 냉장고에 보관해야 그 기름이 역하게 변하지 않는다.
- 잘게 썬 서로 다른 견과류를 섞어서 냉장 보관하고 요리시에 사용한다.
- 견과류에는 칼로리와 오메가 6 지방이 높음으로 너무 많이 소비하지 않도록 한다.
- 좋은 견과류를 많이 먹도록 한다호두와 마카다미아 넛츠는 오메가 6과 오메가 3의 비율이 4-6:1로 아주 낮다. 이상적인 비율을 1-4: 10이다.
- 헤즐넛은 소화 뒤에 순제산제를 만들어낸다.
- 아마씨는 식물성 오메가 3 지방산인 알파 리놀렌산이 함유되어 있다나는 오메가 6과 오메가 3의 균형을 맞추기 위해 잘게 썬 견과류에 아마씨를 흩뿌려 사용한다.
- 땅콩은 견과류가 아니고 콩과류임을 잊지 않는다.

Chapter 7

Step 4 보충제로 **신체 기초**를 튼튼히 하기

제 4단계는 완벽한 영양보충 계획을 세심하게 살피는 단계이다. 이 기틀을 마련하는 것은 보다 나은 건강을 위해 큰 일보를 전진하는 것이고 그리 복잡하지도 않다.

일반적인 영양 보충 계획은 이렇다.

- 일일 보충제복합 비타민제와 미네랄
- 비타민 D 보충제권장량은 5장 참조
- 마그네슘 보충제
- 농축 오메가 3 지방산 보충제

이 영양제들을 복용하는 동안에도 건강에 좋은 음식을 먹는 것이 필요하다는 것을 잊어서는 안된다. 그렇지 않으면 그림이 완성되지 않는다. 식단의 변화는 적응하기 어려울 수 있다. 하지만 영양 보충제는 저렴한 보험증서와 같다. 식단 변화의 어려움을 해결하는 동안 이 영양제들이 얼마간의 여지를 제공해 줄 것이다.

우리 대부분은 많은 중요한 영양분들을 충분히 얻지 못하고 있다. 따라서 보다 건강한 음식으로 바꿔 나가는 동안, 즉 식사를 통해 필요한 영양분을 얻을 때까지 결핍된 것들을 보충해 주는 것이 합당하다. 자신에게 부족한 중요한 영양분들을 보충해 주는 일을 합리적이고 저렴하게 해낼 수 있다.

값비싸지 않은 일일 복합비타민제는 많은 영양분을 공급해준다. 어떤 영양소는 일일 복합 비타민제에 포함되기에 너무 용량이 커서 별도의 정제알이나 캡슐을 복용해야 할 필요가 있다.

우리에게 필요한 영양소들

우리에게 부족한 영양소들은 도시의 생활방식을 반영한다. 북미인들은 전형적으로 충분한 양의 농산물과 생선을 먹지 않는다. 더욱이 밖에서 해야 할 만큼의 운동도 하지 않는다. 따라서 해물과 농산물, 햇빛에서 발견되는 영양소들을 놓치고 있다. 해물은 비타민 B와 오메가 3 지방산이 풍부하다. 색깔이 있는 야채는 칼륨, 마그네슘, 칼슘, 비타민 K, 비타민 A, 엽산, 그리고 수많은 미량 원소들이 함유되어 있다. 중요한 몇 가지 영양소들을 살펴보기로 하자.

- 엽산…엽산 보충을 위해 과일과 야채를 먹을 수 있다. 하지만 400mcg마이크로 그램의 엽산이 들어있는 복합비타민제를 매일 꼭 복

용하도록 한다. 엽산은 심장혈관 질환과 싸우고, 혈관에 염증을 일으키고 손상시키며 골다공증과도 연관되어 있는 아미노산의 하나인 호모시스테인homocysteine의 수치를 감소시킨다. 엽산, 비타민B_6, 비타민 B_{12}는 모두 호모시스테인의 수치를 감소시킬 수 있다. 임신한 여성은 태아의 발달과 신경계 기능에 절대적으로 중요한 이 엽산이 특별히 더 필요하다. 임신을 계획하고 있는 여성도 마찬가지이다.

● 비타민 B_3나이신, B_6, B_{12}···니아신과 비타민 B_6, B_{12}는 호모시스테인의 수치를 낮추고 HDL좋은 콜레스테롤의 수치를 증가시킴으로써 심장혈관 관련 질병을 예방하는데 도움을 준다. 이들은 또한 신경계의 기능에 중요하다.

이들 비타민들은 해산물을 포함하여 지방이 없는 신선한 고기에 가장 풍부하게 함유되어 있다. 정제된 곡물에는 대부분의 사람들이 생각하는 것과는 달리 이런 영양소들이 많지 않다. 제분업자들이 곡물을 공정하는 과정에서 밀가루를 기본으로 하는 제품에 영양분을 높이기 위해 이런 영양소들을 첨가한다. 하지만 신선한 살코기 단백질을 섭취하는 것이 훨씬 낫다. 니아신과 비타민 B_6, B_{12}의 일일 권장 섭취량이 100% 들어있는 복합비타민제를 복용하도록 한다.

● 비타민 D···우리는 음식을 통해 충분한 양의 비타민 D를 얻을 수 없다는 것을 알고 있다. 이 말은 햇빛과 보충제가 필요하다는 뜻이다. 짙은 색 살코기 생선과 고기 내장과 같은 음식이 아주 소

량의 비타민 D를 공급해 줄 뿐이기 때문에 비타민 D 필요량을 맞추기 위해서는 4장과 5장에 있는 권장사항을 따르는 것이 좋다.

● 비타민 K…지용성인 비타민 K는 뼈와 혈관에 중요하다. 비타민 K 섭취량이 높으면 골다공증성 골절의 위험을 줄이고 뼈의 미네랄 작용을 조절해 준다.

혈액 희석제를 복용하고 있는 사람은 비타민 K가 혈액 희석제의 작용을 방해한다는 것을 이미 알고 있을 것이다. 그렇다고 해서 비타민 K가 혈전의 원인이 된다는 뜻은 아니다. 혈액 안에 피가 응고되는 것을 예방시키는 자연적인 혈액 희석제들이 있는데, 이것들이 비타민 K에 가장 민감한 반응을 보이는 것이다.

시금치, 케일, 스위스 근대, 청경채 등과 같은 녹색잎 채소로부터 많은 양의 비타민 K를 얻을 수 있다. 차, 특히 녹차는 비타민 K가 풍부하다. 비타민 K 일일 권장량의 75-100%(80-120mcg)이 들어있는 복합비타민제를 복용하도록 한다.

● 칼륨…체내의 산알칼리 균형을 유지하고 뼈를 강화시키고, 혈압을 낮추기 위해 칼륨이 필요하다. 그리고 칼륨의 가장 좋은 공급원은 음식이다. 야채, 과일, 신선한 해물이 칼륨을 함유하고 있고 곡물이 바탕이 된 음식에는 거의 조금밖에 없다. 충분한 칼륨을 얻기 위해 보충제를 먹는 것은 실용적이지 않기 때문에 채소와 과일을 많이 먹어주는 것이 훨씬 좋은 방법이다.

● 마그네슘…마그네슘은 단백질 대사로 발생한 산을 중화시키는데 중요한 역할을 한다. 그리고 300개가 넘는 효소의 작용에 마그네슘이 필요하다. 또한 뼈의 대사와 미네랄 저장을 관장하는 세가지 호르몬인 비타민 D와 부갑상선 호르몬, 칼시토닌_{혈중 칼슘의 농도를 조절하는 호르몬}의 적절한 기능을 위해 마그네슘이 필요하다는 것도 똑같이 중요한 사실이다.

우리는 견과류와 말린 과일, 녹색잎 채소에 함유된 마그네슘의 30-50% 를 흡수한다. 이와는 달리 마그네슘 영양제에서는 그 양의 5-15%만을 흡수시킬 수 있어 2~4배의 차이가 난다. 적당 량의 마그네슘은 일일 권장 복합 미타민제에 포함시킬 수 없다. 그 양이 삼키기에는 너무 크기 때문이다.

마그네슘 보충제의 또 다른 결점은 불완전하게 흡수된 마그네슘이 수분을 장으로 끌어들여 설사를 일으키는 요인이 된다는 것이다. 이 때문에 신부전이 있는 경우가 아니고서는 마그네슘이 독성을 일으키는 것은 거의 불가능하다. 설사를 일으키는 마그네슘 양의 세배를 복용해야 마그네슘 독성이 발생할 것이다. 체내에 충분한 마그네슘이 저장되도록 먹어야 할 필요가 있는 것은 확실하다.

마그네슘을 보충하고 싶으면 하루에 2알_{500mg 정도}을 복용하고 변이 묽게 될 때까지 매주 한알씩 복용량을 증가시킨다. 복통이나 설사가 나면 한알을 줄이고 그 양을 유지한다. 만약 6알로 설사가 생겼다면 5알 미만으로 줄이고 그 양을 유지한다. 이 방법으로 하면 견딜 수 있는 최대한의 마그네슘 양을 효과적으로 복용할 수 있다. 마그네슘이 체내에 다시 저장되고 식단이 변하면 마그네슘 보충제에 대한 체내 흡수량이 줄어 들어 다시 설사를 일으키게 될지 모른다. 그렇게 되면 복용량을 다시 더 줄이면 된다.

이 방법은 마그네슘 보충제를 얼마 복용해야 할 지를 선택하고 각 복용량 사이에 마그네슘의 차이가 얼마나 있는지 알아내는 데에 발생하는 혼동을 줄여줄 것이다. 일반적으로 체내에 가장 잘 흡수되는 알칼리성 마그네슘은 착화형 마그네슘chelated magnesium과 구연산 마그네슘이다. 이 마그네슘들로는 설사가 나기까지 더 많은 보충제를 복용할 수 있을 것이다.

마그네슘을 보충하는 또 다른 방법은 의학연구소Institute of Medicine의 필요 권장량을 기준으로 하루 필요량을 계산하여 그 전부를 복용하는 것이다. 이렇게 하면 마그네슘 필요량의 최소한 15%는 맞출 수 있을 것이다.

의학연구소는 아이들이 하루에 지방을 뺀 실체중 1킬로그램당 5mg 정도 마그네슘이 필요하다고 산정하고 있다. 성인 필요량은 무지방 실체중 1Kg당 6mg이다. 따라서 실체중이 70Kg인 성인은 하루에 마그네슘 420mg이 필요하다.

● 오메가 3 지방산…오메가 3 지방산은 복합 불포화지방산이다. 녹색잎 채소인 쇠비름과 아마씨에 고농노로 함유되어 있는 리놀렌산LNA, linolenic acid이 여기에 포함된다. EPA아이코사 펜타에노산와 DHA도코사 헥사에노산는 생선과 생선기름, 고기 내장에 들어 있는 동물성 오메가 3 지방이다.

DHA는 뇌에 가장 많은 지방산으로 뇌 지방의 40% 정도를 차지한다. 연구 조사에 의하면 DHA와 EPA의 수치가 높으면 고혈압, 심장질환, 당뇨, 우울증, 주의력 결핍 장애, 치매의 발생률이 낮은 것으로 나타난다. 오메가 3 지방산은 또한 인슐린 민감도를 개선시켜준다. 더욱 중요한 것으로, 복합 불포화지방산은 다양한 핵수용체에 붙어서 호르몬코티솔, 에스트로젠, 비타민 D과 같은 행태를 보인다. 달리 말하면, 오메가 6과 오메가 3 지방은 모두 비타민 D와 다른 스테로이드 호르몬스테로이드 핵을 가지는 호르몬으로 남성호르몬, 여성호르몬, 부신피질 호르몬 등이 여기에 속함과 함께 유전자 활동에 영향을 미친다. 그렇기 때문에 우리가 먹는 음식이 우리의 건강에 엄청난 영향을 미치는 것이다.

유감스럽게도 전형적인 북미인의 식단은 산업화된 사회 중에서 가장 적게 오메가 3 지방산을 섭취한다. 그 양은 하루에 200mg도 되지 않는다. 연어, 참치, 고등어, 정어리이들 생선은 또한 비타민 D 함유량도 많다와 같은 살코기 색깔이 짙은 생선에서 DHA를 얻는다. 사시미와 같은 날생선은 요리한 생선보다 훨씬 더 좋다.

원시인들은 사냥한 야생 동물의 뇌조직을 먹어 풍부한 양의 DHA를 얻었다. 물론 오늘날 광우병이나 다른 질병들로 가축들이 오염되어 DHA의 공급원으로써 동물의 뇌나 신경조직을 먹는 것은 선택의 여지가 없게 되었다. 하지만 야생 사냥감과 유기농 소고기, 방목한 동물들은 오늘날 우리가 구입할 수 있는 다른 고기에 비해 오메가 3 지방산이 좀 더 많이 들어 있다. 많은 채식 주의자들은 미세조류담수와 해수에서 서식하는 단일세포의 광합성 생물에서 생산된 DHA로 보충한다.

미연방 식약청FDA은 혈중 고농도의 중성지방동맥경화를 일으키는 혈중 지방 성분의 치료를 목적으로 로바자Lovaza라고 시중에서 판매되고 있는 오메가 3 지방산 보충제Relient Pharmaceuticals, Inc.를 하루 2,000 에서 4,000mg을 복용하는 것을 승인하였다. 비록 EPA가 중성지방의 수치를 낮추는데 더 효과적으로 보이기는 하지만 나는 DHA의 농도가 EPA와 같거나 EPA보다 높은 오메가 3 보충제를 선호한다. 오메가 3 지방산 보충제는 보통 하루에 EPA와 DHA가 혼합된 것을 2,000에서 3,000mg을 복용해야 효과가 나타나기 시작한다.

우리는 생선 기름으로 오메가 3을 보충할 수 있지만 생선간유는 비타민 A도 상당량 함유하고 있다. 비록 비타민 A가 중요하다고는 하나 좋은 음식을 얼마든지 먹을 수 있는 산업 사회에서 비타민 A는 음식을 통해 충분히 얻을 수 있는 영양소이다. 더욱이 복합 비타민제에는 비타민 A 일일 권장량이 100% 포함되어 있을 것이다. 따라서 이를 배가시켜 독성이 유발 되는 것을 피하는 것이 좋을 것이다.

생선기름 보충제는 그 무게의 30% 정도만 오메가 3을 함유하고 있다. 이 말은 1,000mg의 생선기름 젤캡에는 오메가 3 지방이 300mg 정도 밖에 없다는 뜻이다. 달리 말해서 3,000mg을 얻기 위해서는 하루 10개의 젤캡을 복용해야 한다. 따라서 농축된 오메가 3 지방산을 찾아 보도록 한다.

보통 '최대한의 EPA'나 '최대한의 DHA', 혹은 '농축된 오메가 3'이라는 표시가 되어 있는 것들이다. 이 제품들은 생선 기름을 진공 분자증류로 정제하여 무게의 50-80%가 오메가 3 지방으로 되어 있다. 농축된 형태에는 미량의 비타민 A와 D가 들어있다.

성인에 관한 연구에서 연구원들은 EPA와 DHA가 혼합된 복용량 8,000mg을 하루에 복용해도 부작용이 나타나지 않는 것을 발견하였다. 평균적으로 건강한 성인이 체중을 기준으로 EPA와 DHA의 혼합형 2,000mg을 얻으려면 체중 1Kg 당 33mg을 하루에 복용해야 할 것이다.

● 칼슘…많은 비타민 D 보충제에는 칼슘이 함유되어 있고 마그네슘이 함유되어 있는 것도 있다. 그런 보충제들은 대체로 1알당 비타민 D가 200IU 이상 함유돼 있지 않은데, 비타민 D 보충제로 가치가 높지 않다. 대부분의 사람들은 칼슘이 아니라 비타민 D가 부족하다. **하지만 비타민 D 수치가 밀리리터당 20나노그램 밑으로 떨어지면 음식을 통해 얻어야 하는 칼슘이 2배가 필요하다는 것을 명심해야 한다.** 미국인에 대한 계산에 의하면 이 수치를 맞추기 위해서 우리는 300mg의 칼슘을 흡수할 필요가 있다.

비타민 D가 부족하고 마그네슘과 칼륨이 적은 산성 음식을 먹는 평균 미국인들은 하루에 1,000에서 1,200mg의 칼슘 보충제를 복용할 필요가 있다. 하지만 복용량의 25% 정도인 300mg이 체내에 흡수될 것이다. 달리 말하면, 대부분의 칼슘을 대소변으로 잃게 되어 수지가 맞게 되는 것이다.

네브라스카 주에 있는 크레이튼 대학Creighton Univ.에 재직하는 로버트 히니Robert Heaney 박사의 연구에 따르면, 비타민 D 수치가 밀리리터당 35 나노그램 이상일 경우 활성 칼슘 흡수율이 최대한

인 30-40%에 달한다. 비타민 D 수치가 밀리리터당 20 나노그램 밑으로 내려가면 이 효율성은 50%가 떨어진다. 다양한 인구를 대상으로 시행한 조사를 통해 연구원들은 평균 비타민 D 수치가 이 두 수치 20-35 사이에 놓인다는 것을 발견하였다. 결핍 정도에 따라 달라지겠지만 혈중 비타민 D 수치가 올라가면 필요한 칼슘량은 대략 25-50% 가량 줄어 든다.

식이성 산과다에 소금을 많이 먹으면 소변을 통해 칼슘을 잃게 된다는 것도 기억해야 한다. 이렇게 잃는 것이 하루 100mg에까지 이른다. 비타민 D가 결핍된 사람이 음식을 통해 25% 밖에 칼슘을 흡수하지 못한다면, 소변으로 잃은 칼슘의 균형을 맞추기 위해서 잃어버린 것의 4배인 400mg의 칼슘을 복용해야 한다.

비타민 D 수치를 정상화시키고 산알칼리 불균형을 바로 잡은 상태를 기준으로 필요한 칼슘의 양을 조절하면, 하루 필요한 칼슘량은 1,000-1,200mg에서 400-600mg으로 줄어든다. 1990-2000년 국민건강영양 조사 National Health and Nutrition Examination Survey에 의하면, 전형적인 미국인들은 하루 600-900mg의 칼슘을 복용하고 있는 것으로 나타났다.

마그네슘 보충과 운동은 칼슘의 손실을 더욱 감소 시킨다. 비타민 D 수치를 정상화 시키고, 식이를 통해 산알칼리 균형을 맞추고, 마그네슘을 보충하고, 정기적으로 운동을 하면 마침내 칼슘제가 전혀 필요하지 않게 될 것이다.

그 동안, 즉 자신의 비타민 D 수치가 정상적인 상태가 되었다는 것을 알게 될 때까지 하루에 칼슘을 500-600mg을 보충시킨다.

일단 비타민 D가 정상적이고 식사의 균형이 괘도에 오르면 칼슘 보충제를 더 줄이거나 아예 없앨 수도 있다.

하루 600g 이상의 농산물, 특히 마그네슘과 칼슘 함유량이 높은 녹색잎 채소를 먹으면 보충제는 필요가 없다. 하루에 100g 이상의 요구르트나 탈지우유를 먹고, 비타민 D를 정상화시키면 칼슘 보충제는 필요하지 않다. 하지만 농산물과 단백질의 비율을 3:1로 지키기 어려우면 마그네슘과 칼슘 보충제를 지속적으로 복용한다.

이 책에 있는 비타민 D 보충 지침을 따라하고 있다면 하루에 600mg 이상의 칼슘을 복용하지 않도록 한다. 칼슘 보충제를 너무 많이 복용하면 변비와 요통의 원인이 될 수 있고 신장 결석의 위험을 증가시킬 수도 있다.

무엇을 복용 할 지 알아보기

아래에 있는 도표는 보충제 권장량이다. 가운데 내용이 미국 의학연구소에서 제시한 식이성 영양섭취 기준DRI, Dietary Reference Intake 권장량이고 맨 오른쪽 내용은 오늘날 가장 좋은 영양 연구에 관한 분석과 해석 및 비타민 D 다이어트 프로그램을 통해 건강을 호전시킨 환자들을 통한 내 직접적인 경험을 토대로 산출한 권장량이다.

많은 영양소를 적당량 함유하고 있는 복합 비타민제는 찾기 어렵지 않다. 하지만 이 비타민제에는 충분한 양의 비타민 D와 마그네슘, 오메가 3 지방산이 들어있지 않다. 따라서 이들을 적당량 얻기 위해서는 별도의 보충제를 추가로 복용해야 할 필요가 있다.

비타민 D 다이어트 프로그램의 보충제 일일 권장량

영양소	영양섭취 기준 권장량	비타민 D 다이어트 프로그램 권장량
비타민 A	3,000IU	2,000IU 레티놀, 혹은 7,200IU 베타 카로틴
비타민 B_3	16mg	20mg
비타민 B_6	1.7mg	2.0mg
비타민 B_{12}	2.1mcg	30mcg
비타민 C	60mg	250–400mg
비타민 D	400IU	40–60IU/Kg실체중
비타민 E	33IU	33–200IU
엽산	400mcg	400 mcg
비타민 K	120mcg	120mcg
마그네슘	420mg	5.5mg/Kg이상적 체중
칼슘	1200mg	0–600mg
오메가 3	생선 200g/ 주	33mg/Kg이상적 체중; EAP+DHA 혼합형

Chapter 8

Step 5 약간의 **운동**을 추가한다

제5단계인 운동은 비타민 D 다이어트 프로그램의 중요한 부분이다. 운동을 생활의 일부로 만들기 위해서는 이런 것들을 시도해 본다.

- 하루 15분을 운동에 할애한다.
- 매일 몸펴기와 근력 운동을 한다.
- 일주일에 3번 15분씩 유산소 운동을 한다.
- 운동하는 동안 명상을 한다.

일단 비타민 D를 바로잡고 식사에 의한 영양 균형을 맞춘 후에, 건강 개선에 중요한 또 한 부분인 규칙적인 운동을 추가하면 새롭게 솟아나는 에너지를 느끼게 될 것이다.

관건은 방해받지 않는 시간대를 찾아내는 것이다. 자신에게만 할

애할 수 있는 15분에서 30분간의 시간대를 선택한다. 많은 사람들은 아침 일어난 직후나 밤에 잠자기 직전의 시간을 선택한다.

우리가 이 시간에 해야 할 일은 운동에만 전념하는 것이다. 그리고 나면 백화점 안을 걷는다거나, 친구와 산책을 한다거나 혹은 강아지와 공원 산책을 하는 것과 같이 운동을 일상 생활의 일부로 만들 수 있는 다른 방법을 찾아내게 될 수도 있다.

나도 아침 6시에서 6시 30분까지 30분간을 운동에 할애하고 있다. 내 출근 시간은 15분인데 아침 7시 45분까지 출근하면 되기 때문에, 내게는 운동하고 식사하고 출근 준비를 하기까지 90분간이 주어진다.

비타민 D 다이어트 프로그램의 다른 모든 단계를 이행한다면 굳이 운동을 해야 할 필요가 있을까 하는 사람도 있을지 모르겠다. 여기에 그 이유가 있다.

비타민 D는 운동이 주는 유익함을 강화시켜준다

비타민 D는 우리가 운동을 더 잘, 더 오래, 더 생산적으로 할 수 있도록 도와준다. 즉 더 좋은 결과를 우리에게 제공한다. 근육은 더 효율적으로 활동하고 더 많은 활력으로 더욱 튼튼해 진다.

비타민 D와 운동은 상호 이익을 주는 관계에 있다. 비타민 D는 다음과 같은 이유로 운동의 용량을 증가시켜준다.

- 비타민 D는 근육의 양을 유지시켜준다.
- 비타민 D는 근육의 활동을 개선시켜준다.
- 운동은 비타민 D의 생산과 공급을 증진시켜준다.

우리는 운동의 용량을 힘, 기능의 조정, 지구력으로 정의한다. 힘은 근육의 양과 관련이 있다. 근육양이 많을 수록 힘이 더 세다. 기능의 조정은 정교하거나 정확한 동작을 실행하기 위해서 크고 작은 근육들이 빠르게 불붙고 파열하는 것을 통제하는 것과 관련이 있다. 이 조절을 위해서는 근육경련 같은 것을 일으키지 않고 수축과 이완을 빨리 진행할 수 있는 잘 조율된 근육 뿐 아니라 알맞은 수의 신경이 이 근육에 붙어 있어야 한다.

지구력은 최상의 근육 신진대사와 건강한 심장 및 폐를 요구한다. 근육은 다양한 연료를 효율적으로 태울 수 있어야 하고 심장과 폐는 근육이 태울 수 있도록 충분한 산소를 근육에 보내야 한다.

비타민 D는 우리 일상 활동에 도움이 된다

근육양은 적당량의 단백질과 같은 다른 변수들 뿐 아니라 비타민 D와도 직접적인 관계가 있다. 골연화증과 구루병이라는 심각한 비타민 D 결핍증은 결과적으로 근육을 위축시키고 허약하게 만든다. 이런 문제들은 아주 심각해서 유아와 성인들이 걸을 수 있는 능력을 잃을 수도 있다. 하지만 비타민 D를 다시 채워 넣으면 그 힘과 조정 능력은 회복된다.

정력 역시 운동에 중요하다. 얼마나 오랫동안 반복적으로 근육을 수축할 수 있는 지는 연료의 효율성과 공급에 달려있다. 비타민 D는 인슐린 민감성을 증진시키는데 이것이 운동하는 동안 근육에 도움이 된다. 비타민 D는 숨을 잘 쉬는데도 필요하다. 연구원들은 1초 동안에 내쉴 수 있는 숨의 양과 완전히 내쉴 때까지의 숨의 양을 측정하였는데 비타민 D 수치가 가장 높은 사람들이 가장 낮은 사람들에 비해 이 두가지에서 훨씬 더 높은 수치를 보여준 것을 발견하였다. 그 차이는 60세 이상의 사람들에게서 더 크게 나타났다. 비타민 D에 의한 이 차이는 흡연 때문에 나타난 차이보다 더 컸다.

운동하는 동안 근육에 많은 양의 산소를 공급하기 위해서는 튼튼한 심장과 건강한 혈관이 필요하다. 비타민 D는 혈압을 낮춰주고 혈관을 시원하게 뚫어줘서 더 많은 피가 흘러가도록 해준다.

운동은 비타민 D를 배가시켜준다

어떻게 운동이 비타민 D의 수치를 높여줄 수 있을까? 우리가 밖에 나가 걷거나 자전거를 타거나, 뛰거나, 배의 노를 저으면 우리는 햇빛에 노출되고 그로써 비타민 D 생성을 촉진시킨다. 이렇게 생산이 증가된 비타민 D는 피부의 콜라겐(교원질이라고도 하는 경단백질)의 생성과 땀샘의 성장, 모낭(털이 자라는 주머니)의 생명 주기 및 근육과 뼈에 영향을 미친다. 충분한 비타민 D가 모낭과 땀샘에 미치는 긍정적인 효과는 운동하는 동안에 몸의 열을 효율적으로 발산시켜 주는 것이다.

운동하는 동안에 소모되는 연료는 운동의 형태에 따라 다르다. 단거리 경주나 역도와 같이 짧고 순식간에 하는 운동은 포도당을 사용한다. 하지만 에어로빅이나 장기 동안 하는 운동은 주로 지방을 연소시킨다. 이 때문에 무지방 신체질량을 회복하고 유지하는데 유산소 운동(에어로빅)이 아주 중요한 것이다. 지방을 연소시키면 지방에 속박되어 있던 비타민 D를 자유롭게 풀어주어 다른 곳에 사용할 수 있도록 해준다. 운동을 통해 얻은 건강 혜택의 일부가 높아진 비타민 D 때문이라고 해도 과언은 아닐 것이다.

지방을 연소시키려면 운동을 얼마나 해야 할까? 최대 심장박동수 MHR의 50-60%와 상호 관련이 있는 산소의 최대 연소량 VO_2 max의 35-50% 정도가 지방을 연소시키는 것이니, 지방을 연소시키는 것이 얼마나 힘든 것인지 알 수 있다. 116 페이지 참조

지방을 연소시키는 효율성은 최대 심박수의 60%일 때에 최고점에 달하고 이 최고점에서 45분간을 더 유지시킨 다음에 떨어지기 시작한다. 최대 심박수의 55-60%에서 15분 이상 동안 운동하는 회수가 많을수록 지방을 연소시키는데 더 효율적이다. 지방을 많이 연소시킬수록 더 많은 비타민 D가 자유롭게 된다.

운동은 식사와 함께 영양소를 필요로 하는 곳으로 이동시킨다. 운동은 영양소를 뼈와 근육으로 끌어당긴다. 근육양과 뼈의 양이 많아질수록 아래 사항들을 위한 완충물 단백질, 칼륨, 마그네슘, 칼슘이 더 많아진다.

- 산알칼리의 균형을 맞춘다
- 마라톤을 달린다.
- 폐렴과 암과 같은 질병에서 살아남는다.

운동은 우리를 신체적, 생화학적 스트레스로부터 보호해 주는 방패막이다. 운동으로 지방이 없는 근육을 많이 만들수록 쉬고 있는 에너지 소모량이 많아진다. 무지방 근육의 양이 많을 때 쉬고 있는 칼로리를 더 많이 연소시킨다. 달리 말하면, 비활동성은 근육의 수축과 근육양의 손실로 이어지고, 쉬고 있는 에너지의 소비량이 줄게 된다. 비활동성은

다음과 같은 이유로 모든 종류의 혼란을 야기시킨다.

- 지방에 에너지의 저장을 촉진시키는데, 이것이 염증을 일으키는 물질을 만들어낸다.
- 인슐린 저항에 기여한다.
- 뼈와 관절, 그리고 심장혈관계에 물리적 스트레스를 가중시킨다.

비타민 D 다이어트 프로그램의 간단한 운동

여기에 요란하지 않은 짧고 간단한 운동을 소개하겠다.

엉덩이 고관절 근육과 무릎 근육 펴기 운동

우리가 매일 걷고, 앉았다 일어서고, 계단을 오르내리는데 이 근육들을 사용한다. 이 근육들은 우리 몸에서 가장 튼튼한 근육인데 나이가 들면서 더 조여지고 사용을 덜 하게 된다. 이 근육들은 좌골 신경통이라고 불리는 엉덩이 통증의 가장 일반적인 원인이 된다. 이 근육들을 펴주면 쑤심과 통증을 제거하는데 도움이 된다.

준비물 : 문간, 바닥

1. 엉덩이 뼈를 문설주 옆으로 하여 눕는다. 몸은 문간을 가로지르고 다리는 벽과 직각을 이루게 한다. 그렇지 않으면 다리를 벽과 평행이 되게 놓는다.
2. 문설주에 가까이 있는 다리를 들어 발 뒤꿈치를 문설주에 올려 놓는다.
3. 들어올린 다리의 무릎을 똑바로 펴고 다른 쪽 다리는 바닥에 평평하게 둔다.
4. 이 동작을 할 만큼 몸이 유연하지 않다면 엉덩이를 문설주에서 약간 밖으로 빼내 엉덩이가 허벅다리의 중간쯤에 놓이게 한다. 2번과 3번 동작을 반복한다.

5. 2번의 편 상태를 3분간 유지한다.

6. 위치를 바꿔 다른 쪽 다리를 펴는 위치에 놓는다. 2번에서 5번 동작까지 반복한다.

주의 : 만약 무릎관절 치환술이나 고관절 치환수술을 한 사람은 이 펴기 운동을 시작하기 전에 물리치료사나 의사와 상담하도록 한다.

팔굽혀 펴기: 목과 어깨 부위의 통증 완화

사람들은 대부분 팔굽혀 펴기를 가슴 근육을 만드는 방법의 일환으로 생각하고 있고 실제로도 그렇다. 잘 알려져 있지 않은 사실이지만 팔굽혀 펴기는 목과 어깨뼈 사이에도 혜택을 줄 수 있다. 팔굽혀 펴기를 하는 동안 목과 흉부의 척추는 공중에 떠 있게 된다. 팔굽혀 펴기를 하는 동안에 삐끄덕거리거나 뻥하는 소리를 듣고 느낄지도 모른다. 하지만 이런 소리에도 불구하고 이 운동은 목과 어깨뼈 사이의 통증을 경감시켜준다.

준비물 : 양탄자 깔린 바닥

선택 1 : 손과 발을 바닥에 대기

1. 배를 바닥에 대고 양 다리를 똑바로 편다. 양손을 주먹으로 쥐고 손가락마디 부분을 가슴이 있는 위치의 바닥에 댄다.

2. 머리를 오른쪽으로 돌리고 그 상태를 유지한다.

3. 팔꿈치가 완전히 펴질 때까지 팔을 뻗어 올린다.

4. 가슴의 근육이 팽팽하게 펴질 때까지 몸을 서서히 낮춘다. 이 동작을 1분간 반복한다.

5. 머리를 왼쪽으로 돌리고 이 자세를 유지한다. 3번과 4번 동작을 반복한다.

선택 2 : 손과 무릎을 바닥에 대기

1. 몸을 구부려 양손과 무릎을 바닥에 대고 발목을 서로 교차시킨다. 주먹을 쥐고 손마디가 있는 부분을 가슴부위의 바닥에 댄다.
2. 머리를 오른 쪽으로 돌리고 이 자세를 유지한다.
3. 팔꿈치가 완전히 펴질 때까지 팔을 뻗어 올린다. 그런 다음에 가슴의 근육이 팽팽하게 펴질 때가지 몸을 서서히 낮춘다. 이 동작을 1분간 반복한다.
4. 머리를 왼쪽으로 돌리고 이 자세를 유지한다. 3번 동작을 반복한다.

고관절 굴근 강화운동: 요통 완화를 위한 윗몸 일으키기

요통은 너무나 일반적이어서 우리는 이로 인해 고통을 받고 있는 사람을 쉽게 발견할 수 있을 정도다. 요통은 보통 아래에 나열된 것 중 한가지 이상의 요인에 의한 것이다.

- 근육의 문제 근육의 파열, 접질림 등
- 비타민 D 부족
- 식사에 의한 영양 불균형

허리와 연결되는 가장 중요한 근육은 고관절 굴근인데, 이것이 허리의 굴곡을 담당하고 있다. 고관절의 굴근을 강화시키면 요통에 놀라운 효과를 볼 수 있는 한가지 이유가 여기에 있다.

    윗몸 일으키기는 허리를 위한 것이다. 복근은 허리를 좋아지게 하지 않는다. 윗몸 일으키기의 관점은 복근보다는 엉덩이의 고관절 굴근을 더 많이 사용하는데 있다. 몸을 앉은 자세로 끌어 올릴 때 엉덩이 근육을 이용해 무릎을 가슴으로 끌어당기도록 한다. 이것이 복근을 이용하는 것보다 실제로 하기 더 쉽다. 바닥에서 쉽게 몸을 일으키거나 앉는 것이 쉽지 않은 사람은 서 있는 동안에 이 고관절 굴근을 강화시킬 수 있다.

준비물 : 소파나 테이블, 발목의 무게

선택 1 : 눕기

1. 바닥에 누워 발을 소파의 구석에 걸리게 한다.
2. 무릎이 20도 정도 각이 질 수 있는 곳에 엉덩이를 놓는다.
3. 손을 귀에 놓거나 목 뒤에서 양손을 움켜쥔다.
4. 엉덩이의 고관절 굴근을 이용에 몸을 일으켜 세운다.
5. 이 동작을 천천히 5분간 반복한다.
6. 난이도를 한 단계 높이려면, 한쪽 다리를 소파 밑에서 끌어내어 다리를 구부려 발을 바닥에 대거나 다른쪽 무릎 밑으로 교차시킨다. 이제 한쪽의 고관절 굴근으로 몸을 일으켜 세운다. 절반쯤 하고 나서 다리를 다른 쪽으로 바꾼다.

선택 2 : 서있기

1. 주방 식탁이나 조리대 옆에 선다. 식탁이나 조리대 가까이 있는 손을 식탁 위나 조리대 위에 올려 놓고 균형을 맞춘다.
2. 고관절 굴근을 이용해 오른쪽 무릎을 허리 부분까지 들어 올린다. 이 지점에서 멈춘다.
3. 무릎을 똑바로 펴면서 동시에 다리가 바닥에 닿을 때까지 다리를 천천히 내린다.
4. 왼쪽 다리로 2번과 3번 동작을 반복한다.

5. 다리를 바꿔가며 5분간 계속한다.

6. 난이도를 한 단계를 높이려면 2-5Kg의 무게를 발목에 매단다.

어깨와 팔을 위한 굽혀 펴기 운동

가장 일반적인 어깨 문제 중 하나는 쇄골과 어깨뼈가 만나는 관절에 생기는 염증이다. 나이가 들고 사용량이 줄어듦에 따라 회전근개(어깨 관절을 움직이는 4개의 힘줄)가 약해지면서 구상관절이 서서히 어깨쪽으로 이동하게 된다.

이 상태에서 염증으로 더 약해지면 이 두뼈는 서로 맞부딪치게 된다. 하지만 회전근개를 강화시키면 충돌을 줄일 수 있다. 그리고 비타민 D를 정상화시키고 음식물의 균형을 맞추면 이 관절을 유리하게 개축할 수도 있다.

준비물 : 육중한 커피 탁자나 손잡이 달린 의자

1. 커피 탁자의 모서리에 앉는다. 양손을 모서리에 올려놓는다.

2. 다리를 앞으로 펴고 무릎을 약간 구부린다.

3. 팔꿈치가 똑바로 펴질 때까지 어깨와 팔을 밀어올린다. 엉덩이를 모서리 위로 밀어올린다.

4. 어깨의 긴장을 풀고 팔꿈치를 구부리고 몸을 15~25cm 정도 낮춘다. 그런 다음에 다시 팔꿈치가 똑바로 펴질 때까지 몸을 밀어 올린다.

5. 4번 동작을 1분간 쉬지 않고 반복한다.

마지막 펴기 운동

펴기 운동의 마지막은 장시간 앉아 있으면 근육이 뻐근해지는 다리와 어깨를 위한 운동이다. 종아리 펴기는 식습관과 비타민 D 수치를 개선하면 발과 발뒤꿈치의 통증을 완화시켜줄 수 있다. 대퇴근넙적다리 근육을 펴주면 오랫동안 앉아 있은 후에 무릎뼈 뒷부분에 통증을 느끼는 사람들에게는 무릎의 부담을 줄이는데 도움이 된다. 이 마지막 펴기 운동을 하면 개운해 질 것이다.

종아리 펴기

1. 약 30 센티미터 정도 벽에서 떨어져서 벽을 보고 선다.
2. 몸을 벽에 기대고 오른쪽 다리를 벽에서부터 30센티미터 정도 더 멀리 내딛는다.
3. 벽에 기대고 발 뒤꿈치를 바닥에 대어 다리의 뒷부분에 압력을 가한다. 오른쪽 종아리가 팽팽하게 펴진 것을 느낄 것이다.
4. 이 펴진 상태에서 30까지 센다.
5. 왼쪽 다리로 바꾸어 반복한다.

대퇴근 펴기

1. 벽 옆에 서서 오른 손을 벽에 대고 몸의 균형을 잡는다.
2. 오른쪽 무릎을 구부려 발을 엉덩이 쪽으로 움직인다.
3. 왼손을 몸 뒤로 하여 오른쪽 발가락을 잡는다.
4. 최대한 똑바로 서서 대퇴근 앞쪽이 팽팽하게 펴진 것을 느낄 때까지 오른쪽 발을 끌어 올린다.
5. 왼쪽 다리로 바꾸어 위의 동작들을 반복한다.

어깨 펴기

1. 오른쪽 팔을 천장쪽으로 들어 올린다. 이 동작을 유지하고 30까지 센다.
2. 왼팔을 천장쪽으로 들어 올린다. 이 동작을 유지하고 30가지 센다.

보다 나은 건강을 위한 심장 강화 운동

사람들이 심장강화 운동을 시작한다는 말을 할 때 그들은 보통 에어로빅이나 심장혈관 운동을 지칭할 것이다. 러닝머신이나 계단오르기 머신이 떠오를 지도 모른다. 그것이 이상할 것은 없다. 하지만 걷거나 달리거나 수영을 할 수도 있다. 중요한 것은 1주일에 세번은 유산소 운동을 하라는 것이다. 유산소 운동이 주는 유익함을 알아보려면 심장박동수나 호흡수를 재어본다.

무지방 근육의 양이 커지고 심장혈관 건강이 증진되는 효과를 보려면 최소 12분간의 에어로빅 운동을 해야 한다. 체중을 줄이고 그 상태를 유지하려면, 운동의 정도를 높여서 충분한 근육의 양을 만들 수 있도록 일주일에 세번이상을 최소한 45분간씩 어느 정도 강도 높은 에어로빅 운동을 해야 한다.

운동에 필요한 심장 박동수를 계산하는 공식은 다음과 같다.

220 — 나이만 = 최대 심박수

건강유지를 위한 심박수 : 15–20분간 최대 심박수의 50–65%

체중 감소를 위한 심박수: 45분간 최대 심박수의 50–65%

심장 박동수는 직접 잴 수도 있고 심장박동 모니터를 사서 잴 수도 있다. 이 모니터에 프로그램을 저장하고 나서 운동을 하면 '건강영역'에 도달했을 때, 아니면 그 영역을 지나쳤거나 못미쳤을 때 신호음을 내준다. 또한 얼마나 오랫 동안 그 영역에 머물러 있었는지를 알아볼 수 있고, 그 영역에 있는 시간을 미리 맞춰놓으면 신호를 준다. 심박수 모니터는 운동상태를 관리해 주는 편리한 도구이다.

만약에 당신이 '배를 저어, 저어, 저어라'라는 노래를 부를 수 있고, 숨을 내쉬기 전까지 '즐겁게 즐겁게 즐겁게' 라는 구절까지 마칠 수 있다면, 운동의 강도가 충분하지 못한 것이다. 숨을 내쉬기 전에 '배를 저어 저어 저어라'라는 구절을 마칠 수가 없다면 강도가 너무 세서 약간 낮출 필요가 있다. 어림짐작이긴 하지만 이 노랫구절은 운동의 궤도를 지키는데 도움이 될 것이다.

자신의 건강 영역을 알아보기

나이	최대심박수	최대 심박수의 50%	최대심박수의 65%
20	200	100	130
30	190	95	124
35	185	93	120
40	180	90	117
45	175	88	114
50	170	85	111
55	165	83	107
60	160	80	104
65	155	78	101
70	150	75	98
75	145	73	94

80	140	70	91
85	135	68	88
90	130	65	85

운동하는 동안 명상하기

여러가지 일을 한꺼번에 처리하는 것을 좋아하는 사람은 운동하는 동안 명상이라는 요소를 추가시키면 운동시간의 가치를 배가시킬 수 있다. 이 시간을 편안하고 부정적인 생각을 없애는 완벽한 기회로 이용한다. 자신에게 맞는 주문이나 기도문을 만들어 낼 수 있다. 나는 운동하는 동안 숨을 내쉴 때마다 아래의 주문을 반복한다.

나는 내 몸이 아니다—숨쉼

나는 내 마음이 아니다—숨쉼

나는 내 것이 아니다—숨쉼

나는 무한하다—숨쉼

기대하지 않는다—숨쉼

판단하지 않는다—숨쉼

감사할 뿐이다—숨쉼

즐거운 시간을 보내시길!

Part 3

총체적 건강을 위한
비타민 D 다이어트 프로그램

비타민 D 부족은 질병의 원인이 된다. 3부에서 우리는
- 대사증후군: 비만, 고혈압, 당뇨, 심장질환
- 건강한 뇌를 위한 비타민 D와 식사의 중요성
- 면역계에 미치는 비타민 D와 식사의 영향
- 비타민 D와 음식이 어떻게 암과 싸우는 지와
- 비타민 D와 음식이 어떻게 뼈와 관절, 치아를 조절하는 지를 중점적으로 다룬다.

다음의 5장에서는 각각 비타민 D 부족과 식사에 의한 영양 불균형이 질병의 원인으로서의 역할을 정리해 준다. 또한 최근의 사례들과 과학적 설명들이 모든 주장들을 뒷받침 해준다.

9장에서는 비타민 D가 식욕과 신진대사를 어떻게 조절하는지 보여준다. 우리가 먹는 것이 신진대사의 설정 값을 결정하는데 도움을 준다. 10장에서는 비타민 D 부족이 어떻게 우리를 피곤하게 하는지, 그리고 집중과 기억력에 어떤 부정적인 영향을 미치는지에 대해 설명한다. 11장과 12장에서는 면역계가 코 속에 있는 박테리아와 폐렴에 들어있는 박테리아의 차이를 어떻게 구분시키는지에 대해, 그리고 암세포를 찾아내어 싸우게 하는 데 있어서 비타민 D의 중요한 역할에 대해 촛점을 맞춘다. 13장에서는 뼈를 생성하는 데 있어서 비타민 D의 역할과 비타민 D 부족이 관절염을 야기시키는데 어떻게 기여 하는지에 대한 정보를 제공 한다.

3부는 비타민 D 다이어트 프로그램에 대해 균형있는 시각을 보게 해 주고 보다 나은 건강을 위한 여정에 첫발을 내딛을 수 있도록 동기부여에 도움을 줄 것이다.

Chapter 9

비만, 고혈압, 당뇨, 심장질환을 위한
비타민 D 다이어트 프로그램

대사증후군은 비만, 고혈압, 인슐린 저항, 심장혈관 질환을 한데 묶어서 일컫는다. 비타민 D 부족은 이런 질병들을 발생시키는 신진대사의 중요한 변화와 관계가 있다.

비타민 D 부족은
- 복부의 지방에 저장된 에너지 양을 증가시키고 근육 양을 감소시킨다
- 혈압을 증가시키는 여러가지 스트레스 호르몬레닌과 엔지오텐신을 증가시킨다.
- 인슐린 분비와 근육내 인슐린 민감도을 저하시킨다.
- 혈관을 손상시키는 염증을 촉진시킨다.

식이성 단백질과 농산물의 균형, 즉 산알칼리 균형으로 많은 호르몬의 메카니즘을 바꿀 수 있다. 소금과 치즈, 곡물을 너무 많이 섭취해서 발

생된 만성적 산알칼리 불균형은 다른 질병들에 의한 산과다와 마찬가지로 여러 변화들을 일으키는 원인이 된다. 이들은 다음과 같은 '스트레스 반응'을 일으킨다.

- 코티솔의 생성과 분비를 증가시킨다.
- 성장호르몬의 생성과 기능을 저하시킨다.
- 갑상선 호르몬 기능의 효율성을 저하시킨다.
- 레닌, 엔지오텐신혈압 상승 호르몬, 알도스테론, 아드레날린 호르몬의 분비를 증가시킨다.
- 낮은 칼슘에 대응하여 부갑상선 호르몬 분비를 증가시킨다.
- 비타민 D 활성화를 증가시킨다.

이들 호르몬의 변화는
- 뼈의 교체기간을 단축시키고 근골격계에서 단백질과 미네랄을 이동시킨다.
- 복부의 지방 저장량을 늘리고 더 나아가 비타민 D 수치를 낮춘다.
- 혈압과 나쁜 콜레스테롤LDL, 중성지방의 수치를 높인다.
- 염증성 반응을 자극하고
- 인슐린 저항을 증가시킨다.

시간이 지나면서 이 모든 변화들은 심장 발작, 뇌졸중, 당뇨의 위험을 증가시킬 수 있다.

우리가 먹는 영양소들이 우리의 신진대사를 조절하고 또한 신진대사가 얼마나 잘 작용하는지를 결정한다. 알칼리성 미네랄인 마그네슘이 많은 음식은 인슐린 저항과 혈당 조절을 개선시킨다. 이와는 달리 포화지방과 단순 탄수화물은 지방을 축적시키고 인슐린 민감도를 저하시킨다. 오메가 3 지방산은 지방의 생산을 중단시키고 인슐린 민감도를 증진시킨다. 우리가 먹는 것이 우리의 신진대사를 운영한다.

비만, 고혈압, 당뇨, 심장혈관 질환을 합쳐서 보통 대사증후군이라고 부르는데, 이들은 확실히 생활 양식에서 비롯되는 질병이다. 많은 사람들은 이런 질병들이 실질적으로 환경요인에 영향을 받는 시기가 언제인지를 알고싶어 한다. 답은 우리의 삶이 시작하는 순간부터이다.

우리는 수태 시에 그리고 태내에서 발달하는 동안에 비타민 D 부족과 생활방식의 영향을 가장 많이 받는다. 대사중후군을 일으킬 위험은 태아가 발달하고 있는 자궁내에서 일어날 정도로 그 영향이 크다. 특히 오레곤 건강과학 대학의 데이빗 바커David Barker 박사는 발달 초기 단계에 받은 스트레스는 이런 질병에 대한 위험도를 영구히 변화시킬 수 있다고 밝혔다. 동물을 대상으로 한 연구를 통해 충분치 못한 태아의 영양공급은 간, 췌장, 뇌, 신장, 뼈와 근육의 발달에 영향을 미친다는 것을 확인하였다.

발달하고 있는 태아가 필수적인 영양공급을 받지 못하면 태아는 부족한 영양에 자신을 맞추게 된다. 결과적으로 아기의 신장이 작아지고 간의 효소성격이 달라지게 된다. 이렇게 적응된 아기는 성인이 되어서 고혈압과 당뇨, 높은 콜레스테롤의 수치 등의 문제에 취약하게 된다.

우리는 유전에 의한 타고난 위험과 태아의 환경이 바탕이 된 위험, 즉 유전이냐 환경이냐의 문제에 있어, 두가지 위험성을 다 가지고 있다. 우리가 최근까지 알지 못했던 것은 아이 양육의 가장 중요한 부분이 출생이 아니라 수태시에 시작한다는 것이다. 우리는 이미 지나간 사실을 바꿀 수 없다. 따라서 현재의 생활방식에 더욱 중점을 두도록 해야 한다. 질병이나 건강상 문제가 발생할 위험이 높다는 것을 아는 사람은 건강한 생활방식을 유지하도록 훈련을 해야 할 필요가 있고 이러한 위험 요소들을 통제할 약을 필요로 할 수도 있다.

비만중인 사람은 체내의 영양소를 지방 창고로 보낸다. 그곳은 올바른 장소가 아니다. 저장된 지방이 많을 수록 저장 속도는 더 탄력을 받는데, 그 이유는 비타민 D 수치가 낮아지고 지방 세포들이 인슐린^{혈당조절 호르몬}과 렙틴^{지방 용해 물질}에 저항하는 염증 발생 물질들을 만들어 내기 때문이다. 비만은 충분히 먹었다고 말해줌으로써 식욕을 감퇴시키는 뇌의 신호에 더욱 저항하게 만든다.

비타민 D 결핍은 근육 양을 대폭 감소시키는데, 이로써 지방을 태우는 기계장치를 감소시키고 인슐린 저항을 강화시키게 된다. 식사에 의한 산과다는 비만으로 이끄는 호르몬의 변화를 촉진시킨다. 하지만 비타민 D를 정상화시키고 식사를 통해 산을 중성화시키면 이 순환주기를 깰 수 있다.

대사증후군과 싸우기

다음 항목 중 3개 이상에 해당 되는 사람은 대사 증후군이라고 볼 수 있다.

- 큰 허리 치수: 남자 40인치 이상, 여자 35인치 이상
- 중성지방의 혈중 농도 상승: 150 이상

- 좋은 콜레스테롤 수치HDL 저하 : 남자 40미만, 여자 50 미만
- 혈압 상승 : 130/85 이상
- 혈당치 상승: 공복시 110이상

대사증후군에 관한 더 많은 통계 및 정보는 www.nlm.nih.gov/medlineplus/metabolicsyndromex.html에서 찾아볼 수 있다.

뚱뚱한 것에 대한 진실

미국 의료단체들이 대사증후군에 관한 정확한 통계자료를 제공하지 못하고 있지만, 우리는 가장 일반적인 대사증후군인 비만에 대한 통계를 많이 보유하고 있다. 사실상 대사증후군 발생사례의 증가는 미국내 비만인구의 증가와 밀접한 평행을 보이고 있다. 대사증후군 발생 사례는 비만의 발생률에 비해 2년 정도 뒤떨어져 있다.

시간별 추이에 따른 미국인의 비만 동향은 질병통제센터의 웹사이트에서 살펴볼 수 있다. www.cdc.gov/nccdphp/dnpa/obesity/trend/index.htm에서는 2005년에 신체 용적지수가 30이상인 사람들의 백분률이 주별로 나타나 있다.

신체 용적지수는 개인의 키에 따라 조절한 무게를 반영한다. 체중 파운드, 1Kg=2.2Lb에 703을 곱하고 그 수자를 다시 키인치, 1 Inch=2.54Cm의 제곱으로 나누면 신체 용적지수를 알 수 있다. 질병통제센터에 의하면 신체 용적지수가 25가 넘으면 과체중에 속한다.

과체중은 남녀 구별없이 남미출신이나 원주민들에게 더 일반적이고 유럽계 보다는 아프리카계에 더욱 일반적이다. 고혈압과 당뇨, 심장

질환 역시 유럽계 보다는 아프리카, 남미계, 원주민들 사이에 더 많이 발생되었다. 멜라닌 색소가 많은 민족일 수록 위험이 더 크고 여성과 아이들의 발병위험 속도도 빨라지고 있다.

미국인구의 연간 비만지도를 보면 미시시피가 다른 주에 비해 비만도가 훨씬 더 높은데, 2000년 인구조사에 의하면 이 곳은 아프리카계 인구가 가장 높은 주이기도 하다. 이 말은 비타민 D 부족과 비만이 종종 함께 움직이고 있다는 것을 제시해 준다.

남성건강지Men's Health Magazine는 '미국의 가장 뚱뚱한 도시들'이라는 불명예스런 제목에 휴스턴, 디트로이트, 필라델피아를 꼽았다. 이 세 곳은 모두 아프리카계나 아프리카계가 섞인 인구가 가장 많은 5대도시에 속한다. 더욱이 북부와 중서부에 사는 아프리카계 사람들은 주로 대도시에 살고 있는데, 연구에 의하면 도시의 거주자들이 시골지역의 거주자들에 비해 비타민 D 수치가 더 낮다.

크기가 중요하다

인구에 관한 연구들은 또한 중요한 통계 자료를 보여준다. **영양분을 충분히 받지 못해 출생시 체중이 작은 아기로 태어난 사람은 자라서**

- 비만이 되거나
- 제2형 당뇨에 걸리거나
- 고혈압에 걸릴 가능성이 더 높다.

영국과 네덜란드, 인도의 유행병 연구들 또한 저체중으로 태어나서 유아 초기에 체중 성장이 빠른 아기들이 또래의 다른 아기들에 비해 비만과 고혈압, 당뇨, 심장질환에 걸릴 확률이 높다는 것을 보여주고 있다. 또한 아프리카계 사람들이 저체중과 극저체중으로 출생하는 아기들의 비율이 유럽계보다 두 배 이상 많은 것도 확실한 사실이다.

산모가 전형적인 '영양 결핍'이 아니라도 비타민 D가 부족하면 태어난 아기들의 키가 더 크고 체중이 더 나가고 뼈의 미네랄 함유량이 적다는 것을 보여준 연구도 있다. 이것은 성장을 늦추고 세포 분화를 촉진시키는 비타민 D의 역할과 일치하고 있다.

다른 연구들은 비타민 D가 어떤 역할을 하는지 보여준다. 영국에 살고 있는 인도인들을 살펴본 연구원들은 저단백질 채식으로 비타민 D가 결핍된 임산부들에게 임신 마지막 3개월간 비타민 D 보충제를 복용시켰다. 그리고 이 여성들이 그 마지막 3개월간 체중 증가가 빠르고 자궁내 태아의 성장발육 지연이 그 절반으로 줄어든 것을 발견하였다. 이 내용은 비타민 D와 음식에 의한 영양이 태아의 발육과 장래 대사증후군에 걸릴 위험에 중요한 역할을 한다는 것을 제시하고 있다.

만약 대사증후군에 걸릴 위험을 안고 태어난 사람이 충분한 햇빛을 쬐지 않고 운동도 충분히 하지 않으며 곡물, 치즈, 소금과 같은 금기된 음식을 너무 많이 먹을 경우, 이 불길한 유전은 위력을 발휘하게 될지도 모른다.

미국과 노르웨이에서 수많은 사람들을 상대로 한 연구에서는 비타민 D를 충분히 얻지 못한 사람들은 고혈압, 비만, 당뇨에 걸릴 가능성이 높아진다는 것을 제시하고 있다. 또한 오메가 3 지방산과 마그네슘이 적은 음식을 먹는 사람들에게도 비만, 고혈압, 당뇨, 심장질환, 뇌졸중에 걸릴 가능성이 더 높다는 것을 지적해주는 연구들도 많이 있다.

섀론의 체중 증가와 통증

45세의 섀론이 나를 찾아 왔을 때, 그녀는 지난 3년 동안 통증으로 고생을 하고 무릎과 어깨, 손이 뻣뻣하게 굳어있었다고 말해주었다. 이전 의사는 무릎에 골관절염이 있다고 하여 이부프로펜항염증제과 같은 여러 가지 비스테로이드성 소염진통제로 그녀를 치료하였다. 하지만 그녀가 바이옥스진통제의 복용을 중단한 이후 통증이 심해졌다. 다른 증상들과 함께, 그녀는 체중이 4.5Kg 정도 증가했고 불안하고 피곤함을 느꼈다. 잠을 푹 자는 것도 쉽지 않았다. 그녀의 체중은 80Kg이었다. 양쪽 무릎뼈 뒤가 삐꺽거리며 고통을 주는 것 외에도 뼈와 근육이 만지면 아플 정도로 예민하였지만 다른 관절들은 정상적이었다. 섀론의 전반적인 건강 상태는 정상이었다.

우리 진료실에 처음 방문했을 때, 그녀의 MHAQ 점수는 0.625-65-75-55-4기능, 통증, 피로감, 건강의 인지, 수면였다. 섀론은 아침에 10분정도 뻐근함을 느꼈다. 검사결과는 정상적으로 나왔고, 비타민 D 수치가 29, 부갑상선호르몬은 51, 칼슘은 정상이었다. 그녀는 비타민 D를 복용하고 소금과 치즈, 곡물을 피하기 시작했다. 식단도 농산물과 단백질의 비율을 3:1로 바꾸었다.

3개월 후에 그녀를 다시 보았을 때, 점수에 큰 변화가 있었다. 그녀는 0.625-40-40-40-5의 점수를 기록하였고 하루에 5분정도 뻐근함을 느낀다고 알려주었다. 체중도 줄어서 이제는 76Kg이 되었다. 비타민 D 수치는 32였다. 하지만 예상치 못하게 부갑상선 호르몬 수치가 올라

73을 기록하였다. 이것은 단백질이나 마그네슘의 결핍을 알려주는 것인데, 이는 보통 비타민 D 결핍과 함께 나타나곤 한다. 따라서 그녀는 단백질 섭취량을 늘렸고 마그네슘도 보충하기 시작하였다.

비타민 D 다이어트 프로그램을 시작한지 6개월 후에 그녀의 점수는 0.5-30-35-40-7을 기록하였고 아침에 5분간 뻐근함을 느낄 뿐이었다. 체중도 71Kg으로 줄어들었고, 비타민 D 수치는 54였다. 이는 비타민 D 정상화와 식습관 변화를 통해 체중이 얼마나 줄어들 수 있는지를 보여주는 것이다. 섀론은 특별한 다이어트 없이도 6개월 동안 10Kg을 감량하였다.

비타민 D와 건강식으로 6개월 동안 보여준 피로, 통증, 체중에 대한 유익한 효과는 놀라운 것이었다. 그녀는 통증과 피로감이 50% 정도 줄어들었고 수면의 질도 향상되었다. 놀라운 점은 비타민 D 다이어트 프로그램은 단지 증상만을 억제하는 것이 아니라 증상의 원인까지 치료한다는 데 있다.

포만감을 느끼려면 단백질을 먹는다

식후에 느끼는 만족감과 포만감은 배의 팽창 정도와 먹은 음식을 포함하여 여러가지 신호로 우리에게 알려준다. 동물과 사람을 대상으로 한 연구들은 단백질이 가장 많이 포만감을 느끼게 해주는 영양소라는 것을 보여준다. 설치류 동물에게 탄수화물이나 단백질, 혹은 지방이 많이 함유된 음식을 주고 선택하라고 하면, 이 동물들은 고단백질 음식을 선택한다.

2004년 하버드 대학의 공중보건대학에 있는 토마스 홀튼 Thomas Halton

박사와 프랭크 후Frank Hu 박사는 고단백질 음식과 고탄수화물및 저지방 음식간의 포만감 요소를 비교하여 고단백질 음식을 먹으면 더 포만감을 느낀다는 결론을 내렸는데, 이 말은 달리 말하면 칼로리를 더 적게 소비한다는 것이다. 이는 고단백질 음식은 고탄수화물 음식이나 저지방 음식을 먹을 때보다 체중을 더 많이 감소시키고 그 상태를 유지하게 해준다는 뜻이다.

체중감소 프로그램에 관한 이들 연구서에서 빼낼 수 있는 간단한 두가지 기본적 사실은 다음과 같다.

1. 체중을 줄이기 위해서는 그 프로그램을 지속적으로 할 수 있어야 한다.
2. 프로그램에 지속적으로 남아있기 위해서는 그 프로그램 속에서 만족감을 느껴야 한다.

칼슘 또한 포만감과 연결이 되어있다. 그리고 상당량의 칼슘을 섭취하는 사람들이 신체 용적지수가 낮은 경우가 많다. 칼슘 섭취량을 늘리고 열량을 제한시키는 사람들은 칼슘 보충없이 열량을 제한시킬 때 보다 체중을 더 많이 감소시킨다. 하지만 이 일은 비타민 D 부족을 채울 경우에만 가능할 것이다.

호주에 있는 커틴 대학의 웬디 찬 시 핑델포스Wendy Chan she Ping-Delfos 박사는 사람들을 두 부류로 나누어 서로 다른 종류의 아침식사를 제공한 후 24시간동안 그들이 무엇을 먹는지를 관찰하였다. 한 부류의 사람들은 저칼슘 저비타민 D를 섭취하였고, 다른 사람들은 고칼슘과 고비타민 D를 먹었다.

고칼슘 고비타민 D로 아침식사를 한 사람들은 그 후 24시간동안 평균 300 칼로리를 적게 먹었다. 이 내용은 비타민 D와 칼슘이 높은 아침식사로 하루를 시작한 사람들이 포만감과 만족감을 더 많이 느낀다는 믿음을 뒷받침 해주는 것이다.

잘못된 곳에서 영양분을 찾다

우리의 식욕은 칼로리가 아니라 특정한 영양소를 찾는다. 이 말은 우리는 몸이 필요로 하는 영양소를 소비해야 배고픔을 만족시키고 먹는 것도 멈추게 된다는 뜻이다. 이것이 체중을 조절할 수 있는 좋은 방법이다. 국민 건강 영양조사의 자료에 의하면 미국에서 보통 한 사람이 하루에 3,300mg의 식용 소금을 소비한다. 이것은 필요 섭취량보다 40%가 많은 것이다.

국립과학원에 따르면 미국인의 평균 칼륨 섭취량은 하루 2,600mg이나, 실제 필요한 양은 하루 4,700mg이다. 하루 평균 마그네슘 섭취량은 270mg이지만 권장량은 하루 400mg이다.

우리가 뭔가에 갈증을 느끼는 데에는 다음과 같은 실질적인 이유가 있을 것이다.

- 초콜렛을 찾는 사람은 초콜렛에 마그네슘 함량이 많고, 그 사람은 마그네슘이 부족하다.
- 치즈를 먹고 싶은 사람은 비타민 D 결핍으로 칼슘이 부족하기 때문이다.
- 곡물을 먹고 싶은 것은 이것이 단백질을 편리하게 얻을 수 있고 또한 단것에 익숙해져 있기 때문이다. 하지만 곡물이 단백질의 좋은 공급원은 아니다.

많은 사람들이 배고픔이라는 부르짖음에 잘못된 선택으로 답을 한다. 그 선택은 열량이 너무 많고 영양분이 너무 적은 것이다. 대신에 우리는 그 배고픔의 고통에 대해 살코기, 녹색 채소, 과일과 견과류로 답해야 할 것이다. 이것들은 우리가 원하는 것을 더욱 효율적이고 구체적으로 제공해 주기 때문에 열량이 적은 꾸러미이다. 이런 음식들은 쉽게 닿을 수 있는 곳에 두도록 한다.

이 프로그램은 아주 효과적이어서 많은 사람들에게 고혈압 약을 찾을 필요를 없애 주고, 체중을 줄여 주고, 또한 놀라울 정도로 호전된 건강상태를 경험하게 해준다.

혈압의 급상승을 중단시킨다

혈압은 여러가지 이유로 급격히 상승할 수 있다는 것을 우리는 알고 있다. 주요 원인으로는 신장의 기능 및 신장과 신장 위에 붙어있는 부신선과의 관계이다.

정상적인 혈압을 위해서는 호르몬들 간의 적절한 균형이 필요하다. 부신선과 신장은 혈압을 상승시키는 물질인 코티솔, 아드레날린, 레닌, 엔지오텐신, 알도스테론을 생산한다. 레닌, 엔지오텐신, 알도스테론은 성인의 혈압을 상승 시키지만 태아에게는 정상적인 신장 발육을 위해 이들 호르몬의 적절한 균형을 필요로 한다.

비타민 D 계통이 제대로 기능을 하지 못하는 쥐는 고혈압을 일으키고 심장을 확대시켰다. 이는 신장에서 레닌과 엔지오텐신의 분비가 증가되는 것과 관련 되어 있다. 비타민 D는 레닌 유전자를 억제시킨다. 따라서 비타민 D가 없으면 레닌이 상승하고 엔지오텐신도 그 뒤를 따라 상승하며 혈압을 상승시킨다.

알라바마 대학의 스티븐 로스탠드Steven Rostand 박사는 적도에서 멀리 떨어져 사는 사람일 수록 고혈압이 발생할 위험이 높다는 것을 보여주었다. 이것은 범세계적으로 적용된다.

멜라닌 피부 색소가 많은 사람이 적도에서 이주했을 경우 그 사람이 고혈압을 일으키는 경우가 많다. 보스턴 대학의 마이클 홀릭Michael Holick 박사는 자외선 B와 고혈압이 연결되어 있다는 것을 확인하였다. 고혈압이 있는 사람들이 자외선 B에 충분히 노출되어 비타민 D가 162% 이상 생성되었을 때 그들의 혈압은 수축기 혈압수위에 있는 수자와 확장기 혈압수아래 있는 수자 모두 떨어졌다. 이 일은 자외선 A에만 노출된 연구 대상자들에게는 일어나지 않았다. 혈압을 떨어뜨리게 한 것은 자외선 B에 의해 생산이 활성화된 비타민 D였다.

비타민 D 보충제도 이와 비슷한 역할을 한다. 독일 함부르크에 있는 구스타프 포머 연구소Gustav Pommer Institute의 마이클 파이퍼Michael Pfeifer 박사는 148명의 노인 여성에게 하루 1,200mg의 칼슘을 복용시켰는데 그 중 일부에게는 비타민 D 800IU를 함께 복용시켰다.

비타민 D 보충제를 복용한 여성들은 비타민 D 수치가 72% 증가하였고 혈압도 위의 숫자인 수축기 혈압이 9.3% 감소하였고 심장박동수도 5.4%가 느려졌다. 칼슘만 복용한 그룹에 비해 비타민 D를 함께 복용한 그룹에서 두배가 많은 사람들이 수축기 혈압이 5mm 감소된 것을 보여주었다.

비타민 D와 당뇨

유아 초기에 발생되는 자가면역중인 제1형 당뇨에 걸리면, 면역계는 췌장에서 인슐린을 만들어 내는 세포군에 대항하는 항체를 만들어내기 시작한다. 이들 항체는 췌장의 세포군을 파괴시킨다. 그러면 인슐린의 생산이 줄어들고 당뇨의 증상들이 나타난다.

제2형 당뇨는 인슐린 분비의 손상 뿐 아니라 근육과 지방세포, 간에 나타나는 인슐린 저항으로 특성지어진다. 인슐린 저항은 종종 비만과 함께 나타나며 식이 요소와 비활동성으로 더욱 악화 된다. 인슐린 저항을 극복하기 위해서는 인슐린이 추가로 필요할 수 있다. 제2형 당뇨에서 높은 인슐린 수치는 콜레스테롤의 이상, 당뇨로 인한 눈병, 당뇨 신장병, 혈관 질환 등을 포함한 당뇨 합병증의 원인이 된다.

제2형 당뇨는 자가용으로 힘에 부치는 큰 이동 주택을 끌어당기는 형국과 같다. 차는 과열되고 연료는 비효율적이며 빨리 마손되어 버린다. 이 차를 견인 트럭과 교환하고 싶어 하지만 단순히 나가서 당뇨를 처리할 수 있는 기능이 더 큰 췌장을 살 수는 없다.

리버사이드에 있는 캘리포니아 대학의 안소니 노만[Anthony Norman] 박사는 동물 연구를 통해 췌장에서 인슐린을 분비하는데 비타민 D가 필요하다는 것을 보여 주었다. 비타민 D 부족은 조직 내에서 인슐린 저항을 만들어낸다.

이 동물 연구와 맥락을 같이 하는 것이 제3차 국민건강 영양 조사의 결과와 여성건강 연구자료들이다. 이 조사의 결과와 자료는 낮은 비타민 D와 칼슘 섭취가 대사증후군과 연결 된다는 것을 보여주고 있다. 여성건강 연구서에서는 비타민 D와 칼슘의 관계가 더욱 긴밀한 것을 보여주었고 3차 국민건강 영양조사에서는 비타민과 칼슘의 낮은 수치가 각각 대사중후군을 일으킬 위험이 높다는 것을 보여주었다.

당뇨에 관한 더 자세한 사항은 http://ndep.nih.gov/을 방문하면 알 수 있다.

심장대 심장의 순간

대사 중후군의 또다른 측면은 콜레스테롤 과다이다. 특히 나쁜 콜레스테롤의 상승, 중성지방, 좋은 콜레스테롤의 저하, 심장 및 혈관 질환 등이 결과적으로 나타날 수 있다. 콜레스테롤 수치와 비타민 D가 직접적인 관계가 있다는 것을 정립한 사례는 아직 없지만 많은 연구원들은 비타민 D가 영향력이 있다고 믿고 있다.

하버드 의과대학의 스티븐 위비오트Stephen Wiviott 박사는 두가지 다른 지방질 저하제의 효과에 대해 연구하여 나쁜 콜레스테롤LDL의 수치가 봄에 비해 여름과 가을에 10% 정도 떨어졌다는 것을 알아내었다. 좋은 콜레스테롤HDL 역시 여름에는 높아졌고 겨울에 낮아졌다. 이 계절별 차이는 자외선, 비타민 D, 계절별 식사의 차이와 운동의 효과인 것으로 나타났다.

심장발작과 뇌졸증은 어떠할까? 보스턴의 매사추세츠 대학과 연계된 급성 심근경색의 전국 등록관리National Registry of Acute Myocardial Infarction에서는 겨울에 발병한 심장마비자 수가 여름에 비해 높은 것으로 나타났다. 또한 더 많은 사람들이 겨울에 심장마비로 사망했다.

비타민 D와 심장마비의 발생사례가 역관계를 가지고 있다는 것을 제시한 연구들도 있다. 비타민 D 수치가 낮을 수록 심장마비의 발생이 높았다. 고기 색이 짙은 냉수어의 섭취량을 늘리면 심장마비와 뇌졸중, 그리고 그 원인으로 사망할 가능성이 줄어든다는 것을 보여주는 연구들이 많이 있다. 이렇게 호전된 건강에 대한 공은 항상 이들 생선에 들어 있는 오메가 3 지방에 돌아간다. 하지만 이들 음식에는 비타민 D 함류량 또한 많이 들어있다.

비타민 D와 염증, 그리고 대사증후군

심장혈관 질환에 대한 이해는 단순하게 지방질에 촛점을 맞추던 것에서 염증으로 촛점의 대상이 이동되었다. 만성적으로 수위가 낮은 염증과 이 염증이 혈관에 미치는 영향이 동맥경화관상동맥 심장질환의 실질적 원인이라는 것을 제시하는 증거들이 가중되어 나타나고 있다. 더욱이 불균형된 식사와 지방 세포는 이 염증의 원천이고, 염증과 낮은 비타민 D 수치와의 명확한 관계가 이미 나타나 있다.

    치즈나 가공된 고기와 같은 음식에서 나온 포화지방은 염증을 발생시키는 물질들을 만들어 낸다. 지방 세포는 체내에서 활발하게 움직인다. 이들은 단순히 에너지만을 저장시키는 것이 아니라 신진대사에 영향을 주고, 염증을 촉진시키는 호르몬과 분자들을 만들어낸다. 염증세포가 혈관벽에 붙어서 활동을 하면, 혈관 손상의 원인이 되는데, 이로 인해 동맥반동맥경화이 형성된다. 하지만 비타민 D는 혈관내벽의 끈적임을 줄여주고 염증을 일으킬 수도 있는 백혈구들을 진정시켜준다.

식사와 대사증후군

비타민 D를 정상화시키는 것 만으로는 대사증후군에 걸리는 것을 예방하지 못한다. 그 이유는 식습관도 개선해야 하기 때문이다. 저지방 단백질, 비타민 D, 신선한 농산물의 섭취를 증가시키면 허기를 덜 느끼게 되고 자동적으로 칼로리를 적게 먹게 될 것이다.

이치는 이렇게 단순하다. 칼륨과 마그네슘으로 덮인 야채를 많이 먹으면 배부름을 느끼게 된다. 하지만 그러기 위해서는 영양소가 많지 않은 치즈와 곡물을 줄여야 한다. 식사에 이런 변화를 주면 체중과 혈압, 당뇨, 콜레스테롤로 겪는 문제가 적어질 것이다.

DASH 다이어트의 해석

DASH Dietary Approaches to Stop High Blood Pressure ; 고혈압 중단 식이법 다이어트는 미국인들의 칼륨, 마그네슘, 칼슘의 섭취와 혈압과의 관계를 살펴보았다. 1997년 뉴잉글랜드 의학지에 실린 이 연구서는 소수민족주로 아프리카계들 중에서 어느 정도 고혈압이 있는 사람들과 없는 사람들의 식사 내용을 조사하였다. 연구 대상자들을 세 그룹으로 나누어서 8주 동안 각각 서로 다른 식사를 제공한 후, 연구원들이 그들의 혈압을 측정하였다.

통제 식단은 칼륨, 마그네슘, 칼슘의 함유량이 적었다. 두번째 식단은 과일과 야채가 많아 칼륨과 마그네슘의 함유량이 높았고 유제품이 없던 관계로 칼슘이 적었다. 세번째 식단은 앞의 두식단이 혼합된 것으로 과일과 야채에 저지방 유제품을 추가하였고 포화지방을 감소시켰다. 모든 식단에는 같은 양의 칼로리와 소금이 제공되었다.

아프리카계의 고혈압이 있는 이들과 없는 이들 모두 혈압의 수치가 낮아졌다. 그리고 고혈압이 있는 이들 중 혼합식을 한 사람들의 혈압이 가장 많이 낮아졌다. 이 그룹의 혈압 수치가 떨어진 정도는 놀랄 정도로서 혈압 약을 복용하는 사람들과 그 정도가 같았다.

DASH 다이어트는 대사증후군의 다른 측면에도 유익한 효과를 가져다 주었다. 이 혼합식은 인슐린 민감도를 50% 개선시켜 주었다.

이란에서 대사증후군이 있는 남성과 여성에게 이 DASH 다이어트가 미치는 영향을 살펴본 별도의 연구에서, 레일라 아사다흐트Leila Asadbakht 박사는 허리 둘레와 체중이 줄어든 것을 발견하였다. 사실상, DASH 다이어트는 칼로리 제한 다이어트 보다 효과가 더 좋다.

칼로리 제한 다이어트와 비교할 때 DASH 다이어트는 중성지방의 수치를 현저하게 낮춰 주고, 좋은 콜레스테롤의 수치를 올려주며, 공복혈당식사후 12-14시간이 지난 후 공복에서 혈액을 채취하여 검사한 혈당치을 더욱 효율적으로 낮춰 준다.

칼륨, 마그네슘, 칼슘 함유량이 높은 음식의 식사는 체중을 줄여주고, 신체 비율을 개선시켜주며, 혈압을 낮춰준다. 또한 지방질의 이상을 교정시켜주고, 인슐린 민감도를 향상시켜준다. 더욱이 이 건강식을 시작한 사람들의 95% 정도가 충실히 이 식단을 따르는데 그 이유는 이 식단이 입맛이나 만족감을 희생시키지 않아도 되기 때문이다.

지중해식 다이어트

지중해식 다이어트는 건강에 좋은 지방 섭취를 강조한다. 올리브 기름에서 단일 불포화지방을 얻고 탄수화물을 적게 먹는다. 2년간 이 다이어트로 식사를 한 대사증후군 환자들은 규정식을 먹은 사람들보다 아래의 사항들이 훨씬 더 많이 감소되었다.

- 체중
- 중성지방
- 허리둘레
- 공복 포도당 수치
- 혈압
- 인슐린
- 총 콜레스테롤

이 다이어트를 한 사람들은 좋은 콜레스테롤의 수치가 훨씬 더 증가되었다. 이탈리아의 나폴리 대학에 있는 카테리네 에스포시토Katherine Esposito 박사와 그 동료들은 심장마비와 뇌졸중과 연관된 염증물질의 수치를 재어, 지중해식 다이어트를 한 사람들이 통제식을 한 사람들에 비해 모든 염증을 일으키는 물질의 수치가 더 낮은 것을 발견하였다. 이들은 또한 혈관이 커지고 점착성 혈소판이 줄어듦과 동시에 혈관벽의 기능이 상당히 호조된 것도 보여주었다.

오메가 3 지방산과 단일 불포화지방은 야채와 과일의 섭취 증가와 함께 우리 건강에 아주 중요한 것이 확실하다. 대사증후군이 불러 온 대혼란을 돌려놓기 위해서는 단순히 산알칼리 불균형을 정상화시켜주면 되는 것이다.

이는 비타민 D 다이어트 프로그램의 식단으로도 성취가 가능하다. 이 식단 역시 DASH 다이어트나 지중해식 다이어트와 마찬가지로 더 많은 야채와 과일을 먹도록 권한다(야채와 과일은 상당량의 제산제를 제공한다). 이 식단은 오메가 6지방이나 포화지방 보다는 오메가 3 지방산을 더 많이 섭취하게 하는데, 이 모든 것들이 서로 협조하여 더욱 훌륭한 건강의 혜택을 가져다 줄 것이다.

구석기 시대로 돌아가기

비타민 D 다이어트 프로그램은 DASH 다이어트나 지중해식 다이어트보다 한발자국 더 전진해 있다는데 그 장점이 있다. 어떻게 이 아이디어가 전개되는지는 다음과 같다.

지구 전체 인구의 3분의 4는 유당을 받아 들이지 못한다. 이 말은 그 많은 사람들이 유제품을 잘 소화하지 못한다는 뜻이다. 그리고 지구상 인구의 절반 이상이 햇빛노출의 부족과 옳지 못한 식사와 영양으로 비타민 D가 부족하다. 곡물은 값이 저렴하지만 단백질, 오메가 3 지방, 마그네슘, 칼슘, 칼륨과 비타민의 좋은 공급원이 되지 못하며 과도한 양의 산을 발생시킨다. 세계 인구의 약 1% 정도가 밀, 보리, 호밀, 그리고 가끔씩 귀리에 함유된 단백질인 글루텐에 과민 반응을 보이며, 장의 염증을 보이고, 불안전하게 흡수되어 비타민 D의 부족으로 이르게 한다.

저지방 단백질과 그 단백질의 3배 만큼 농산물을 먹는 것이 훨씬 더 낫다는 것을 당신은 알 것이다. 그리고 당신에게는 이런 질문이 떠오를 지도 모른다.

왜 DASH 다이어트나 지중해식 다이어트에서 유제품과 곡물을 없애고 그 대신에 비타민 D와 더 많은 살코기특히 짙은색 살코기 생선, 더 많은 농산물로 대체하지 않을까? 사실, 이것이 우리 구석기 시대 선조들이 먹었던 것이고 또한 우리가 먹고자 계획하는 것이다.

햇빛과 보충제로 비타민 D를 정상화시켜 칼슘 균형을 맞추는 것은 그리 어렵지 않다. 그리고 유제품을 제거함으로써 유당 불내증의 문제를 피할 수 있다. 농산물을 저지방 단백질의 3배만큼 소비함으로써 산 알칼리 균형을 정상화시킨다면 칼슘 필요량이 줄어 들고 제산제를 만들어 내는 적당량의 마그네슘과 칼륨 섭취가 확실히 확보된다.

더욱이 녹색잎 채소는 영양이 보충된 곡물이 제공할 수 있는 것보다 훨씬 더 많은 섬유질과 영양소를 가지고 있다. 마지막으로 오메가 6과 오메가 3의 건강비율5이하 :1은 염증과 이 염증이 일으키는 혈관의 손상을 줄여 준다.

대사증후군에서 빠져나오기

운동, 비타민 D, 그리고 좋은 식사는 유전자와 상관없이 비만을 방지시켜줄 수 있다. 운동은 신진대사의 변화와 햇빛 노출의 증가를 통해 비타민 D가 더욱 효율적으로 작용할 수 있게 해준다. 이는 영양소를 지방이 아니라 뼈와 근육이 있는 곳으로 향하게 해준다.8장 참조

운동은 또한 뇌에서 엔돌핀의 생성을 증가시켜 특정 음식에 대한 갈증을 줄여준다. 운동을 하면 식욕을 억제시켜주는 세로토닌과 다른 뇌의 물질을 더욱 많이 만들어낸다. 유산소 운동은 다음과 같은 많은 이익을 가져다 준다.

- 우울증을 줄여준다.
- 잠을 더 잘자게 해준다.
- 열량을 태운다.
- 비타민 D를 자유롭해 준다.
- 인슐린 민감도를 개선시킨다. 그리고
- 심장혈관 질환, 당뇨, 치매의 위험을 줄여준다.

유산소 운동에서 얻는 효과는 아주 많아서 이는 당신이 주간 활동에 꼭 넣고 싶어할 그 무엇이다.

위험 줄이기

비타민 D 다이어트 프로그램에서 권장하는 것은 비만의 위험을 57%, 고혈압의 위험을 67%, 포도당 과민증의 위험을 55% 줄여주는 것으로 평가된다. 이 변화는 또한 심장마비와 뇌졸중의 위험을 50% 줄여주는 것으로 해석된다.

Chapter 10

기분과 기억력 향상을 위한
비타민 D 다이어트 프로그램

비타민 D는 우리가 수태되는 순간부터 작용하기 시작해서 묘비명에 이름을 새기는 순간까지 멈추지 않는다. 사실 충분한 양의 비타민 D에 건강식과 운동까지 곁들이는 사람은 아마도 90세나 그 이상이 되어도 명철한 두뇌를 갖게 될 것이다.

    비타민 D는 평생 동안 뇌의 작용과 밀접한 관계가 있다. 비타민 D가 극히 중요한 이유는 비타민 D가 뇌의 기능에 없어서는 안될 본질물이기 때문이다.

    비타민 D가 뇌에서 어떤 역할을 하는지 살펴 보자. 비타민 D는

- 특정 신경세포를 성장시키는 한편 다른 세포는 제거하는 조각 과정을 통해 태아의 뇌 발달을 조절시킨다.
- 성장요인들을 자극함으로써 학습을 촉진시킨다.

- 성인의 뇌에서 항산화제 역할을 하고 뇌가 손상되는 것으로부터 보호한다.
- 손상이 되었을 때는 뇌 발달에 필요한 것과 같은 성장요인의 일부를 사용하여 치료 과정을 주관 한다.

동시에, 두뇌를 최대한 활용하기 위해서는 음식의 선택도 잘 해야 할 필요가 있다. 음식과 비타민 D는 훌륭한 협력자이다. 이들은 강력한 동맹관계를 유지하는데, 건강에 좋은 음식은 비타민 D가 그 업무를 훌륭히 수행할 수 있도록 그 능력을 고양시켜 주기 때문이다. 똑같은 이유로 불량 음식은 비타민 D의 노력을 방해한다. 문제는 건강에 나쁜 음식을 먹는 많은 사람들은 자신이 선택하는 음식이 건강에 역효과를 낸다는 것을 깨닫지 못하고 있다는데 있다. 여기에 우리의 식습관이 뇌의 성장을 어떻게 촉진시키는지를 보여준다.

- 우리 뇌는 올바로 성장하기 위해 단백질과 복합 불포화지방특히 DHA이 필요하다. 이것들은 성장에 아주 중요한 기초이다.
- DHA는 비타민 D와 함께 조각 과정을 이끌고 학습 능력을 촉진 시킨다.
- 뇌의 발달과 뇌의 기능을 단독으로 혹은 비타민 D와 함께 관장하는 호르몬들의 수치에 식사를 통한 산알칼리 균형정도가 유리하게 혹은 불리하게 영향을 미칠 수 있다.
- 치즈와 정제된 곡물은 뇌의 보호장치를 제압시킬 수도 있는 염증을 촉진시켜 퇴행성 신경질환의 원인이 될 수 있다. 반대로 말하자면, 신선한 녹색 농산물과 오메가 3 지방이 많은 살코기는 염증을 억제시키고 뇌의 기능을 보호한다.

비타민 D 부족이 어떻게 특정 질병의 발달로 이어지는지를 알려주는 사례가 있다.

우울한 기분

내가 로지애나를 만난 것은 2004년이었는데 그때 그녀는 엄마를 따라 우리 진료소에 왔었다. 그녀는 내가 자신의 엄마에게 처방해 준 보충제와 식단에 대해 수긍을 하지 못하였다. 그녀의 엄마는 훨씬 더 좋아졌지만 3개월 전에 지나친 피로와 전반적으로 느끼는 심각한 통증에 대해 호소했었다 로지애나는 많은 비타민 D 복용량과 식사의 변경에 대해 회의적이었다.

내가 그녀에게 비타민 D 부족과 식이성 산알칼리 불균형에 대해 설명을 하고 비타민 D 결핍으로 걸리게 되는 위험 요소들을 나열하자, 그녀는 자신과 남편 카일 모두가 우울 증세를 느끼는데 겨울에는 그 정도가 훨씬 심하다고 말해주었다. 그녀의 남편은 증세가 아주 심각한 상태였다. 그들이 위도 61도인 알래스카의 앵커리지로 이사한 이후로 그의 건강이 더욱 악화된 것이 분명하였다. 물론 그녀가 알래스카라는 말을 할 때 내 입은 벌어졌다. 햇빛이 충분치 않아서 비타민 D도 턱없이 부족한 곳이 아닌가!

다음에 로지애나와 그녀의 남편이 휴가차 다니러 왔을 때 나를 방문하였다. 로지애나와 카일은 모두 비타민 D 결핍이 심각한 상태로 그 수치가 18이었으며 부갑상선 호르몬은 상승되어 있었다. 다행스럽게도 그들은 비타민 D 보충제를 먹기 시작했고 계절성 우울증과 일년 내내 느끼는 피로감, 그리고 근육의 통증을 없앨 수 있었다.

나는 계절성 정서장애를 느끼는 사람들을 수없이 많이 만나보았다. 미보건복지부는 계절성 정서장애를 다음과 같이 정의한다.

"계절성 정서장애라고도 칭하는 계절성 우울증은 크거나 작게 우울증을 느끼는 사람들에게 나타난다. 이 상태의 주요 특징은 일년 중 특정 시기에 우울증세가 나타나고 재발하는 것이다. 대부분의 경우 가을이나 겨울에 시작해서 봄에 없어진다. 반복적으로 재발해서 나타나는 경우는 많지 않지만 여름에 나타나는 경우도 있다."

계절성 정서장애는 극심할 경우에 치명적일 수도 있다. 호주에 있는 베이커 의학연구소Baker Medical Research Institute의 가빈 램버트Gavin Lambert 박사는 자살율이 겨울철이 막 지난 초봄에 가장 높다는 것을 발견하였다. 이 계절적 변동은 다른 연구들에도 나타나 있다.

동시에, 적도지역인 싱가폴에 사는 인구의 자살율을 살펴보면 이런 현상은 나타나지 않는다. 이말은 계절별 자살의 발생은 자외선 B를 받을 수 있는 여름이 짧고 자외선 B가 없는 겨울이 길어 비타민 D 생산이 줄어든 것과 관계가 있다는 것을 제시해준다.

세로토닌은 행복감을 보내주는 뇌의 신호물질이다. 네델란드의 마스트리흐트 대학University of Maastrcht에 있는 마이클 매즈Michael Maes 박사는 세로토닌 대사작용의 계절적 변동이 우울증과 자살율의 계절적 변동과 일치한다는 것을 알아내었다. 그와 다른 연구원들은 또한 우울증 환자들에게서 오메가 3 지방산 수치가 더 낮은 것을 발견하였다. 똑같은 취지로, 오메가 3 지방산 보충제를 복용한 우울증 환자들이 그 증세가 호전된 것을 보고한 연구서들도 있다.

원인과 결과의 고리는 이렇게 풀린다. 여름철 햇빛 노출로 비타민 D 수치가 올라가고 칼슘 흡수율이 높아진다. 한 여름에서 초가을까지 신선한 야채를 더 많이 먹는데, 이로 인해 마그네슘 섭취율이 높아진다. 하지만 겨울에서 초봄에 이르기까지 비타민 D 수치는 떨어지고 동시에 신선한 농산물 섭취량도 줄어든다. 그것이 세로토닌 대사작용의 효율성을 떨어뜨린다. 이 모든 것이 기분을 저하시킨다.

사실상, 기존의 광역 광선치료법 broad spectrum light therapy 연구에 참여한 대상자들은 비타민 D 수치가 반 정도 밖에 상승하지 못했고 우울증은 전혀 없애지 못했다. 따라서 비타민 D 대체는 계절성 정서장애를 치료하는데 광선 요법보다 더 효율적이다.

또한 우울증 병력을 가진 여성과 남성들이 뼈의 질량이 낮고 뼈의 회전율이 높다는 증거도 있다. 이 두 사례 모두 비타민 D 결핍, 오메가 3 지방산 부족, 식사에 의한 산알칼리 불균형과 관련이 있다.

비타민 D, 식사 및 만성 통증

만성 통증은 미국 성인의 15%, 즉 4천5백만 정도의 인구에게 영향을 미친다. 만성적인 통증을 느끼는 가장 일반적인 단일 부위는 허리이지만, 60%가 되는 많은 사람들은 여러부위에 통증을 느끼고 있다.

이런 통증의 가장 공통적인 원인은 관절염과 뼈의 질환이다. **질병통제센터의 연구는 관절염과 만성 통증으로 고통을 받고 있는 사람들은 비만, 고혈압, 심장질환, 당뇨에 걸린 사례가 높고 흡연자인 경우가 많다는 것을 보여준다.**

이 말은 이 모든 질병들에게는 공통적인 연결고리가 있을 수 있다는 것을 제시해 주는 것이다. 연구는 또한 이 공통적인 연결고리가 비타민 D 부족과 식이 불균형이라고 제시하고 있다.

오늘날 여러 부위에 통증을 느끼는 많은 환자들이 섬유근육통으로 진단을 받는다. 섬유근육통은 하버드 대학의 정신병리학자들이 정동스펙트럼 장애라고 일컫는 질병군에 속하는 정동장애우울증이나 조증을 주증상으로 하는 정신장애일 가능성이 높다. 이 질병군에는 우울증, 외상후 스트레스장애, 불안장애, 만성피로, 약물남용 증후군 등이 포함된다. 이 환자들 중 많은 이들이 아직 젊었을 때보통 30세 이전 일종의 심리적 충격을 받은 것이 정동스펙트럼 장애의 근본 원인이다.

정동스펙트럼 장애는 기분장애, 수면장애, 피로, 근육 및 골격의 통증과 같은 증상과 여러 가지 공통적인 생화학적 특성들과 연관되어 있다. 이들의 뇌는 시상하부 뇌하수체 축HPA과의 화학 반응이 만성적으로 활성화되어 있음을 보여주고 있다.

시상하부 뇌하수체 축은 뇌의 호르몬 조절센터로 스트레스 반응을 통제한다. 급성 스트레스 반응심장의 두근거림, 손바닥에 땀이 남은 빨간 신호등을 무시하고 달리다가 경찰에 걸려 차를 세우게 되었을 때 나타난다. 그것은 일시적인 현상이고 섬유근육통과 산과다는 만성적인 스트레스 반응을 일으킨다. 이 스트레스 반응은 정도가 크지는 않지만 하루 24시간 일년 내내 발생한다. 이 만성적인 스트레스 반응은 코티솔 수치의 상승 및 성장호르몬 수치의 저하 뿐 아니라 통증의 원인이 되는 물질을 증가시키고 세로토닌 체계를 무디게 한다. 달리 말해서 세로토닌 생성량이 줄어들어서, 그 양을 증가 혹은 감소시키라는 정상적인 신호에 반응하지 않게 된다.

섬유근육통의 많은 증상들은 비타민 D 부족, 불충분한 오메가 3 지방, 식사에 의한 산과다증에 기인한다. 내가 진료를 하면서 보아온 섬유근육통으로 분류한 사례의 절반 정도가 실은 비타민 D와 식사에 의한 영양부족에 기인한다. 이러한 결핍 사항들을 잘 다루면 대부분의 섬유근육통 환자들에게 도움이 될 것이다.

우리는 세로토닌의 대사가 햇빛 노출과 비타민 D 생산량에 따라 오르내린다는 것을 알고 있다. 따라서 비타민 D 수치를 바로잡으면 계절성 정서장애로 느끼는 우울한 기분과 피로감이 좋아질 것이다.

비타민 D 부족은 신장 호르몬인 레닌의 생성을 증가시키는데 레닌은 아드레날린 호르몬을 더 많이 분비시키게 할 수 있다. 식사에 의한 산과다는 코티솔의 생산을 증가시키고 다른 형태의 산과다증은 높은 수치의 프로락틴젖의 분비를 조절하는 호르몬과 연관되어 있는데 이 둘 모두 섬유근육통의 변형이다.

마그네슘 부족은 불충분한 마그네슘 섭취와 산성 식사의 결과로 발생하는데, 통증을 느끼기 시작하는 통증의 한계선을 낮춘다. 수술전 환자에게 마그네슘 보충제를 투여하면 필요한 마취제의 양을 줄일 수 있고, 수술후 진통제의 필요도 줄어든다는 것을 우리는 알고 있다.

섬유근육통에 공통적으로 나타나는 편두통은 마그네슘 보충제에 좋은 반응을 보인다. 여러 위약 통제 실험에서 연구원들은 환자들에게 황산마그네슘을 정맥 주사하자 편두통과 함께 나타났던 전조와 메스꺼움이 없어지고 40-85%의 환자들에게서 두통이 일부 혹은 전부가 없어졌다. 과반수 이상의 환자들에게 이 통증이 경감된 상태가 24시간 이상 지속되었다.

안셀라의 섬유근육통

62세인 안셀라가 7년전 날 처음으로 찾아 왔을 때 그녀는 만성 피로증후군과 섬유근육통을 진단받은 상태였다. 그녀는 또한 무릎에 어느 정도 심각한 골다공증이 있었고 두통과 과민성 장증후군으로도 고생을 하고 있었다. 안셀라는 증상 억제를 위해 항우울제와 마취약을 복용하였다. 몇 년간을 복용해도 눈에 띄게 호전되지 않아서 그녀는 내게 구아이페네신가래를 없애주는 거담제을 처방해주길 원했다.

나는 그녀에게 그녀의 식단에 뭔가 새로운 것을 추가해도 괜찮을지 물었다. 그리고 그녀의 비타민 D 수치를 재고 식단을 평가하였다. 안셀라의 비타민 D 수치가 아주 낮아 6월 한달 동안 혈액 1밀리리터당 24나노그램 밖에 안된다는 것을 발견하였다.

그녀는 비타민 D 보충제를 복용하기 시작했고 식단도 바꾸었다. 1년후 그녀가 MHAQ 질문지를 답했을 때, 비타민 D 복용량을 훨씬 줄였음에도 그녀의 점수는 1.625-20-60-20-5이동성. 통증. 피곤. 건강 인지. 수면를 기록하였다. 그녀의 통증은 75% 감소하였다. 안셀라는 더 이상 두통을 느끼지 않았고 피곤함도 덜 느꼈다. 안셀라는 세상이 달라 보였다.

온 몸에서 통증을 만성적으로 느끼는 환자들을 의사는 종종 섬유근육통으로 분류한다. 하지만 이들 대부분은 심각한 비타민 D 결핍, 즉 골연화증을 겪고 있다. 환자들은 이것을 '좋은 날과 나쁜 날'로 칭하기도 하는 심해졌다가 약해지는 이동성 통증을 느낀다. 통증이 심할 때는 24시간 고통을 느낀다. 대부분의 경우 진통제도 별로 도움이 되지 못한다.

미네소타의 마요 클리닉에서 이루어진 한 연구는 온 몸에근육과 뼈 통증을 느끼지만 통증의 원인에 대해 제대로 진단 받지 못한 사람들의 비타민 D 수치를 살펴보았다. 90% 이상이 비타민 D 수치가 20이 안되었고 28%는 8 미만이었다정상적인 비타민 D 수치는 최소한 35이다. 연구 참여자들은 아프리카계 미국인, 동아프리카인, 중남미인과 미국 원주민들이었다.

비타민 D 보충제를 복용한 사람들은 통증, 피로, 근육 경련의 문제들이 극적으로 해결되는 것을 보았다.

연구서의 저자인 그레고리 플로토니코프 Gregory Plotnikoff 박사는 개인 면담을 통해 이들의 심각한 비타민 D 결핍이 뼈의 상태를 변화시키고 이에 따른 골격 통증이 원인이 된다는 것을 발견하였다. 그들은 비타민 D 수치와 칼슘 대사를 정상화킴으로써 이 문제들을 해결하였다. 통증과 피로감, 근육경련이 더 이상 일어나지 않았다.

사우디 아라비아에 있는 리아드 육군병원에서 실시된 한 연구에서도 연구원들은 비슷한 호조를 보았다. 6개월 이상 동안 만성적인 허리 통증을 앓고 있는 360명의 비타민 D 수치를 검사하였는데 83%가 비타민 D 결핍이었다. 그런 다음 의사들이 비타민 D 수치를 정상화시키자 모든 사람에게서 허리 통증이 완화되었다. 비타민 D가 정상이었던 사람들의 2/3도 보충제로 허리 통증이 줄어든 것을 보았다.

비타민 D, 식사, 학습과 기억력

기억력과 학습은 같은 동전의 서로 다른 면으로 이 둘은 두뇌 발달과 연결되어 있다. 두뇌가 발달하는 동안 우리는 마치 조각작품을 만들기 위해 불필요한 나무나 돌을 깎아내는 것과 같이, 감각이나 운동 반응을 만들어내기 위해 일정 신경세포들의 활동을 중단시킨다. 발달이 완전히 이루어지면 걷거나 특정 음식의 맛을 인지할 수 있는 것과 같이 예측할 수 있는 운동기능이나 감각기능을 갖게 된다.

유전자 발현 조절에 중요한 오메가 3 지방산, 마그네슘과 같은 영양소와 비타민 D는 이 조각과정을 관장한다. 이들은 특정 기능을 수행하도록 남겨질 세포들을 선택한다. 어린시절에 이루어진 이런 선택과 정이 두뇌 구조와 기능의 질 및 안정성을 결정하는데, 나중에 학습과 기억력에 아주 중요하다. 비타민 D와 영양소는 이 완성된 두뇌를 평생 관장하여 그것이 얼마나 업무 수행을 잘 하는지를 결정한다.

최근의 연구들은 임신기간 중에 오메가 3 지방, 특히 DHA 보충제를 복용하면 그 아이가 4살이 되었을 때 인지능력을 향상시킨다는 것을 보여주고 있다. 다른 연구들은 오메가 3을 많이 복용하면 나이가 들어서도 인지기능을 보존하여 치매에 걸릴 위험을 줄여 준다고 제시하고 있다. 오메가 3 지방은 평생 동안 최적의 두뇌 발달과 수행에 아주 중요한 것이 분명하다.

신경 성장요소는 뇌의 학습이나 기억능력, 혹은 이 둘의 상호연관성을 결정한다. 동물 연구의 결과를 통해 우리는 비타민 D가 이들 신경 성장요인들의 일부를 통제할 뿐 아니라 새로운 연관성을 만들어 내고 기억하는데 도움이 되는 다른 요인들도 통제한다는 것을 알고 있다. 이 같은 요소들은 뇌가 손상되었을 때 복구하는 데도 중요하다.

수년에 걸쳐 우리 뇌는 기억과 손상들을 축적시킨다. 뇌의 손상에는 감정적 상처, 머리 손상, 고혈압에 의한 손상, 건강치 못한 생활의 폐해로 생긴 손상 등이 포함된다. 이런 상황에서 보호하고 치료하는 뇌의 역량은 이 모든 스트레스를 따라잡지 못하면 그 기능을 잃기 시작한다. 이것을 치매라고 부른다.

알츠하이머병은 문제 해결을 위한 이해, 기억, 처리하는 기억들이 악화되는 것이다. 65세 이상 인구의 10%정도, 그리고 85세 이상 노인의 절반 정도가 알츠하이머병의 증상이 발현되고 있는데, 특히 비만, 고혈압, 심장질환이나 당뇨 환자에게 더욱 공통적으로 발생한다. 연구에 의하면 비타민 D, 오메가 3 지방, 마그네슘은 뇌가 손상된 이후에 뇌세포에 의해 만들어지는 염증 물질의 수치를 줄여주고 따라서 손상되는 것을 제한시킨다.

세인트 루이스에 있는 워싱턴 대학에서 최근에 이루어진 알츠하이머에 관한 연구에서 80명의 환자 중 58%가 비타민 D 수치가 20 미만이라는 것을 발견하였다. 참여자들의 기분장애, 우울증, 이해력에 관한 연구에서 비타민 D 수치가 20 미만인 사람들이 정서장애를 겪을 가능성이 11배가 높았고 이해력이 손상될 경우는 3배가 높았다. 초기에 이해력에 문제가 있다가 치매로 빨리 진행되는 알츠하이머병을 앓는 사람들은 보통 비타민 D 수치가 아주 낮았다. 전문가들은 낮은 비타민 D 수치가 치매 발달에 영향을 주고 있다고 믿고 있다.

파킨슨병 말기에 있는 사람 역시 알츠하이머병을 앓고 있는 사람과 아주 흡사하게 치매에 걸릴 수 있다. 파킨슨병의 운동 장애는 뇌의 기저부에서 움직임을 조정하는 일부 영역에 문제의 근원이 있다는 것을 지적해 준다. 뇌의 이 영역은 비타민 D 수용체가 매우 밀집되어 있다. 이 영역의 특정 세포들은 신경 전달물질인 도파민을 생산한다. 파킨슨 병은 이들 세포들이 파괴되면서 도파민 생산이 줄어들어 운동 조정을 잃게 된다. 홍미롭게도 도파민은 실제로 비타민 D 수용체에 붙어 있을 수 있다.

간단히 말해, 현재 있는 자료들은 비타민 D와, 식사에 의한 마그네슘, 오메가 3 지방산 등이 결핍되면 퇴행성 뇌 질환에 걸리고 그것이 진행될 가능성이 더 높다는 것을 제시해준다.

따라서 건강한 뇌를 위해서도 비타민 D 수치는 높여 주어야 한다.

위험 줄이기

비타민 D 다이어트 프로그램의 권장사항은 계절성 정서장애를 거의 없애주는 것으로 기대된다. 비타민 D 강화와 운동을 겸비한 식사는 우울증과 만성적 통증, 특히 뼈와 관절염에 기인한 통증의 위험을 상당히 경감시켜 줄 것이라는 것을 제시하는 정보들이 점점 더 많아지고 있다. 태아 발달기 동안과 초기 유년기 동안 비타민 D 다이어트 프로그램을 실행하면 나중에 정신분열증, 파킨슨병, 치매에 걸릴 위험을 줄여줄 것이다.

Chapter 11
면역계를 최고로 활용하기 위한
비타민 D 다이어트 프로그램

우리가 태어났을 때 아무 문제가 발생하지 않는다면 우리의 면역계는 세가지 주요업무를 수행하는데 필요한 정보를 수집할 것이다.

1. 바이러스, 박테리아, 진균 감염으로부터 우리를 보호한다.
2. 손상되고 악화되는 조직을 복구한다.
3. 암세포와 같은 비정상적인 세포가 있는지 몸 구석구석을 살핀다.

하지만 우리 면역계에 이런 기능이 내장되어 있다 하더라도 다음과 같은 논리적인 질문들을 떠올리지 않을 수 없다.

- 면역계가 박테리아를 유발시킨 식중독과 정상적인 장내 세균을 어떻게 구별할 수 있을까? 그리고 축농증과 정상적인 코 박테리아를 어떻게 구별할까?

- 면역계도 언제 복구할 필요가 있는지 혹은 유지 보수 일정이 무엇인지 알기 위해 특수 훈련같은 것을 받을까?
- 면역계가 어떻게 우리편정상적인 세포과 적군암세포을 정확히 구별해 낼 수 있을까?

면역계의 미는 본래 우리에게 속한 것과 그렇지 않은 것, 그래서 위협이 되는 것을 구별하는 능력에 있다. 이것은 면역계가 삶의 아주 초기에 배워야 하는 기본적인 교육으로, 어떤 것이 속하고 어떤 것이 속하지 않은 것인지, 어떤 것이 친구이고 어떤 것이 적인지를 알아내는 것이다.

태아가 발달하는 동안에 모든 기관계통이 발달하면서 면역계는 체내의 모든 단백질에 노출되어 있다. 이는 자궁이라는 보호된 환경하에서 이루어진다. 태어난 이후에는 취학하기 전까지 아주 미세한 감기나 바이러스에도 걸린다. 하지만 면역계는 방어해야 할 것들에 대항해 강도 높은 훈련을 받는다. 예방 접종도 면역계에 대한 훈련의 일종이다. 따라서 해가 지나갈수록 면역계는 질병과 면역력을 통해 어떤 것이 몸에 우호적인 것이고 어떤 것이 위협적인 것인지에 대한 기억을 발달시키기 시작한다. 이 과정에서 역할을 담당하는 것들이 면역계의 백혈구 세포들로, M세포, T세포, B세포들이다.

M세포들은 문제에 대한 단서를 찾기 위해 정상, 비정상적인 세포들이 뒤에 남긴 노폐물을 뒤지는 청소부이다. 공공 감시견과 마찬가지로 M세포는 놀라운 증거의 단편들을 T세포에게 제출한다.

T세포는 재판관이다. 이들은 M이 제출한 증거에 대응을 할 것인지 아니면 무시할 것인지를 결정한다. 그리고 증거의 양과 질 그리고 유사

한 사례나 과거의 사례에 대한 기억을 판단의 근거로 삼는다. 법원에 서로 다른 판사들이 있듯이 T세포에도 T보조세포, T살세포세포 독성 T세포, 규제 T세포 등 여러가지 서로 다른 등급의 세포들이 있다. T세포는 B세포들을 활성화시켜 증거가 되는 것들과 싸우는 항체를 만들어 내게 하거나 혹은 직접 변형하여 그 침입자들변형세포을 죽일 수도 있다.

B세포는 집행자이다. 이 세포들은 스스로 증거를 제시할 때도 있고 목표물을 잡아 포위하라는 다른 세포들의 지시에 응하기만 할 때도 있다.

기록의 보관은 면역계의 아주 중요한 기능이다. 증거를 만날 때마다 기록을 하고 수년 동안 보관을 한다. 하지만 이 기록들을 얼마나 잘 보관하느냐는 자극물과 면역계의 건강에 달려 있다.

비타민 D는 이 기록의 질을 개선시키고 그 기록들이 잘 보관될 수 있도록 하기 때문에 면역계에 중요하다. 수지상세포D세포는 전문화된 M세포로 이 학습과정에 아주 중요하다. D세포는 골수, 비장의 임파조직, 편도선, 임파절, 폐와 장 등에 있는데 그곳들은 우리 몸이 이질적인 단백질, 바이러스, 박테리아 등을 종종 접촉하는 장소이다. D세포는 면역계가 주어진 상황에서 어떻게 반응할 지에 대한 틀을 잡게 해줄 수 있다. 이 세포들에 관해 가장 흥미로운 것은 이들이 수많은 비타민 D 수용체를 지니고 있어서 이 학습과정에 참여하는 D세포의 숫자와 활동을 비타민 D가 통제한다는 것이다.

면역계는 태아의 발달시기와 초기 유아시절 동안, D세포의 활동이 통제되거나 억제될 때, 우리 자신의 조직에 대한 인지를 우호적인 것으로 발달시킨다. 이 중대한 시기 동안에 면역계는 어떤 것이 아군이고 어떤 것이 적군인지를 습득하는데, 그것을 결정하는 것이 D세포이다. D세포가 우호적인 단백질을 만나면 우리 몸은 활동을 제한하라는 신호를 보내고 따라서 D세포는 이 단백질을 공격하지 않는다. 중립적인 상태는 우호적으로 인지 하거나 허용한다는 뜻이다.

    D세포의 활성화를 억제시키는 것은 체내의 친구나 가족을 허용하는 것을 발달시키는 주요한 첫번째 단계인데 자궁 안에서 비타민 D가 그 역할을 한다. 아기가 태어난 이후에 비타민 D는 D세포가 박테리아, 진류균, 바이러스, 암세포를 만났을 때 적절히 대응하게 한다.

백혈구 세포의 형태로는
- 몸 전체를 통해 폐기물을 찾아 증거물을 수집하는 M세포
- 증거물이 우호적인지 위험한지를 판단하고 결정하는 T세포
- 몸의 치안을 유지하고 항체를 만들어 내는 B세포
- 증거를 제시하고 허용할 것인지 공격할 것인지를 결정하는 D세포

면역계가 발달하고 비타민 D에 의해 D세포가 완전히 성숙되는 것이 억제되는 동안, 비타민 D는 자기 자신에 속한 것을 허용하고 우호적인 것으로 인지하는 데 중요한 역할을 한다. 성인이 되어서 비타민 D는—특히 D세포에 있는—항균성 단백질의 생산을 강화함으로써 감염을 피할 능력을 증강시킨다.

    비타민 D는 면역계의 소음필터 역할을 한다. 친숙한 형태의 지속적으로 나는 수위 낮은 소음은 배경음으로 분류하여 내보낸다. 거꾸로, 깜짝 놀래키거나 방어적 반응을 유발시키는 크고 놀라운 소음에 면밀

한 주의를 보낸다.

정상적인 비타민 D는 필터의 기준을 배경수위 보다 한단계 위에 위치하게 하면서도 놀래키는 소음에는 보호반응을 일으킬 정도로 민감한 상태를 유지하게 해준다. 비타민 D 수치가 정상적인 사람의 면역계는 출생 전과 유년시절에 발달하는 동안 자신의 단백질을 허용하는 것을 익히게 될 것이다. 그리고 나중에 성인이 되어서는 감염이나 암세포에 강력한 면역 대응을 확실하게 하는데 도움이 될 것이다. 하지만 비타민 D 수치가 낮으면 필터의 정확성이 떨어지고 배경음에 대해 방어적인 대응자가면역증후군을 하게 하고 경보음이 무시되는만성적이거나 재발되는 감염과 암 애매모호한 회색지대가 만들어진다.

식이 요소와 산알칼리 균형도 면역반응 조절에 주요한 역할을 한다. 칼슘과 마그네슘 수치가 낮을 때 비타민 D는 조절 및 소음을 여과하는 업무수행에 지장을 받게 된다. 비타민 D가 면역 대응 업무를 제대로 할 수 있도록 돕기 위해서는 상당량의 칼슘과 마그네슘이 필요하다. 동물들이 감염을 성공적으로 싸워 없애는 데에 정상적인 마그네슘 수치가 필요하다.

포화지방은 면역계를 자극하여 배경 소음의 수위를 높이는 염증물질을 더 많이 만들어내어 경보음을 듣기 어렵게 한다. 이와는 반대로, 오메가 3 지방은 염증을 일으키는 물질배경음의 생성을 줄인다. 오메가 3 지방은 자가면역 T세포를 제거하는데 도움을 줌으로써 내성을 만들어낸다. 오메가 3 지방은 비타민 D와 함께 핵 안에서 유전자의 발현을 조절한다.

산과다는 D세포의 활성화를 억제시키는 비타민 D의 능력을 방해

한다. 이는 종기나 상처에 도움이 될 수도 있을 것이다. 하지만 자가면역 질환에 직면해 있는 사람에게 산과다 상태는 D세포를 제멋대로 활동 하도록 내버려 둠으로써 염증 과정에 불을 지펴주는 형국을 만들어 낸다. 산과다증에 걸려 있는 사람의 D세포는 능력을 십분 발휘하여 모든 종류의 반대 증거를 제시하고 활개치며 활동을 할 것이다. 이렇게 통제가 안되는 일들은 자가면역 증후군을 발생시키고 진행시킬 가능성이 클 것이다.

제1형 당뇨

연소자형 당뇨라고도 불리는 제1형 당뇨는 항체들이 췌장 안에 있는 작은 섬세포를 겨냥하는 데서 기인한다. 이 섬세포는 혈중 포도당 수치가 증가하면 이에 대응하여 인슐린을 만들어 낸다. 항체들이 만들어 내는 염증이 궁극적으로 이 섬세포들을 파괴하여 당뇨의 원인이 되게 한다. 이것은 제2형 당뇨에서 나타나는 인슐린 저항과는 다르다.

30년전 네덜란드에서 공중보건 공무원들은 아기 출산시부터 돐이 될 때까지 대구 간유를 통해 비타민 D를 하루 2,000IU 섭취시킴으로써 구루병 예방을 권장하였다. 1997년 핀랜드 탐페레 공중보건 학교 Tampere School of Public Health의 엘리나 히포넨 Elina Hypponen 박사와 그 동료들은 제1형 당뇨의 발병을 검토하기 위해 핀란드의 울루 Oulu와 라플랜드 Lapland에서 1966년도에 태어난 아기들의 건강기록을 분석하였다. 이 획기적인 분석을 통해 하루 2,000IU의 비타민 D를 복용한 아기들 사이에 제1형 당뇨의 발병이 80%가 줄어든 것을 보여주었다.

연구 대상자 중에 비타민 D를 복용하지 않고 구루병에 걸린 아이들은 잘 따라 했던 아이들 보다 제1형 당뇨에 걸린 위험이 200%나 높았다. 유감스럽게도 이 증거가 핀랜드인들에게는 큰 감동을 주지 못한 것 같다. 지난 40년에 걸쳐 핀랜드에서 비타민 D 권장량은 하루 2,000IU에서 400IU로 줄어들었고 결과적으로 제1형 당뇨 발생사례도 증가 했다.

면역계가 발달하고 있는 태아기나 유년기에 충분한 수치의 비타민 D가 있으면 제1형 당뇨의 발병은 예방될 수 있다. 제1형 당뇨는 모두 태아 발달시 D세포가 섬세포 단백질을 T세포에 증거물로 제시하면서 '보호 필요'라고 외치는 것으로 시작된다. 하지만 이런 D세포를 억제하거나 이 상호작용을 단순화시킬 수 있는 비타민 D가 충분하지 못하면, T세포는 B세포에게 섬세포들에 대항할 항체를 만들게 한다. 이 항체들은 염증 반응을 유발하여 췌장과 임파계에 있는 더 많은 D세포와 M세포들을 활성화시킨다. T세포에게 증거물로 제시되는 섬세포 단백질이 많을수록 사태는 더욱 심각하게 되고, 결국 섬세포들에 대항하는 집중된 세력들이 섬세포들을 파괴하여 결과적으로 인슐린의 생산이 줄고 당뇨가 발생하게 되는 것이다.

비타민 D 수치가 정상화되는 시기가 빠를수록 이 파괴적인 악순환은 빨리 정지된다. 우리의 몸이 비타민 D라는 유리한 조건을 가지고 있는 시기가 빠를 수록 더 많은 섬세포를 보유하게 된다. **꼭 명심해야 할 사항은 임산부는 모든 임신기간을 통해 비타민 D 수치를 정상화하는 것이 절실하게 필요하다는 것이다.**

전신 홍반성 낭창

간단히 낭창이라고 불리는 전신 홍반성 낭창은 D세포가 제 멋대로 활성화 되어 T세포의 발동을 걸고, 또한 T세포는 B세포에게 자신의 몸에 대항하는 항체를 만들도록 지시할 때 발생한다. 우리의 몸이 우리에게 대항하는 것이다.

낭창에 걸린 사람의 몸은 피부, 관절, 근육, 신장, 혈구, 그리고 뇌를 포함한 여러가지 자기 단백질에 대항하는 항체를 만들게 할 수도 있다. 이 항체들이 염증의 원인이 되어 장기 손상을 일으키게 할 수도 있다. 낭창 환자들은 종종 발진, 신열, 임파절 확장, 혈액 이상, 두통, 관절통, 관절 부종 등을 일으킨다. 가시지 않는 가슴의 통증이나 혈전, 신장 질환, 혹은 신경계 질환이 발생하는 경우도 있다.

가장 일반적인 낭창의 과정은 여성 호르몬이 순환하는 사춘기 여성이나 가임 기간 동안에 시작된다. 낭창은 폐경이 된 여성이나 남성에게서 발생하는 경우는 드물다. 에스트로진과 프로제스테론이 아마도 이 낭창의 발병에 중요한 역할을 할 것이다. 인터페론과 결합된 에스트로진은 D세포로 하여금 잠자코 있도록 하기 보다는 활성된 염증 세포로 발전하도록 자극시킨다. 하지만 낭창이 맨처음 시작되는 시기는 많은 청소세포들이 자기 자신에 대항하는 증거들을 준비하는 태아발달기나 유아기 때로 거슬로 올라가는 것 같다.

사춘기 시절에 에스트로진 수치의 상승과 함께 비타민 D가 지속적으로 결핍되면 청소 세포들의 수가 급격히 증가하여 자기 자신에 대항하여 싸우도록 T세포들을 활성화시킨다. 완전히 발달하여 활성화된 청소 세포들은 상당히 많은 양의 인터페론항바이러스성 단백질을 생산한다. 이 인터페론이 T세포와 B세포들을 자극시킨다. 충분한 수의 T세포와 B세포가 활성화되면 질병이 나타나는 것은 이제 시간 문제이다. 실제로 우리의 면역체계가 우리를 공격하는 것이다.

의사와 연구원들은 낭창환자들이 그렇지 않은 사람들에 비해 비타민 D 수치가 현저히 낮은 것을 일상적으로 목격한다. 우리는 또한 멜라닌 색소가 상당히 많은 사람들에게서 낭창이 더 자주 발생한다는 것도 또한 알고 있다. 우리가 보아왔듯이 멜라닌 색소가 햇빛 차단제 역할을 하기 때문에 멜라닌 수치가 높은 이들이 건강한 수치의 비타민 D를 유지하는데 어려움이 있다.

미국에서 낭창의 사례는 100,000명 당 유럽계가 81명, 아프리카계가 361명에게 발생 하였다. 비슷하게도, 영국에 살고 있는 아프리카 카리비아인 100,000명 당 251명이 발병하였다. 이 수치는 비교적 적도에서 가까운 서인도제도의 쿠라소섬에 사는 아프리카 카리비아인 100,000 명당 117명이 발병한 것과 대조를 이룬다. 적도의 햇빛으로부터 먼 곳으로 이주한 아프리카 카리비아인들은 낭창의 발병 위험이 200% 증가한 것이다.

낭창의 경우 종종 여러 백혈구가 감염에 대응하기 위해 분비시키는 염증 물질인 인터페론이 자기 단백질과 이질적인 단백질에 대항하는 증거를 제시하는 청소 세포를 증식시키게 한다. 이렇게 되면 활성된 청소 세포들은 이제 스스로 인터페론을 만들기 시작하는데, 그 인터페론들이 더 많은 청소세포들을 활성화시킨다. 이렇게 증폭된 악순환의 고리를 제어할 것은 비타민 D 외에는 거의 없다. 활성비타민 D를 투여해야 이들 활성화된 청소세포D세포들이 인터페론을 생산하는 것을 억제시킨다. 하지만 중재와 예방에 아주 중요한 시기는 임신 기간과 초기 유아기이다.

다발성 경화증

다발성 경화증은 면역계가 신경 덮개미엘린 수초에서 발견되는 단백질에 대항하여 항체를 만들어 내는 것이다. 그 결과로 나타나는 염증이 신경 덮개를 분열시킨다. 전기자극의 전달을 가속화시키기 위해서는 신경 덮개가 손상되지 않아야 한다. 덮개를 분열시키면 전기 자극의 전달속도가 상당히 느려지고 결과적으로 감각이나 근육의 기능이 일부 혹은 영구적으로 손상된다.

세계인구를 대상으로 한 연구에서 워싱턴 D.C.에 있는 재향군인병원Veterans Administration Hospital의 존 커츠크John Kurtzke 박사는 비타민 D와 오메가 3 지방이 많은 냉수어를 많이 먹는 지역, 예를 들면 아이슬랜드와 같은 곳을 제외하고 적도에서 멀리 떨어진 곳에서 다발성경화증의 발병 사례가 높은 것을 알아 냈다.

북위 37도 이북 지역에서 태어나서 그곳에서—사춘기 이전까지—거주한 사람은 37도 이남에서 유년시절을 보낸 사람보다 다발성 경화증에 걸릴 가능성이 두배에서 네배까지 높다. 더욱이 위험이 낮은 적도의 기후에서 살다가 다발성 경화증이 더욱 일반적인 미국이나 영국으로 이주할 경우 다음 세대에서 걸릴 위험은 그 지역의 발병률과 같아진다.

이것은 다발성 경화증의 위험이 비타민 D 결핍상태에서 면역계가 발달하는 태아 발달기나 유년기에 결정될 가능성이 있다. 이주 자료를 바탕으로 한 이론들은 감염을 일으키는 요인들이 다발성 경화증을 일으키는 데 역할을 할 수 있지만 아마도 여러 요인들이 합쳐져서 일어날 수 있다는 가능성을 제시해준다.

간호사들의 건강에 대한 연구^{하버드 대학} 2004년는 비타민 D 보충제를 하루 최소한 400IU를 복용한 간호사들에게서 다발성 경화증에 걸릴 위험이 40% 감소된 것을 보여주었다. 이 결과는 2006년 미군들을 대상으로 한 연구에서 재확인 됐는데, 이때 하버드 대학 연구원들은 20세 이전의 젊은이들이 비타민 D 수치가 40이상일 때 위험 감소효과가 가장 크다는 것을 발견하였다. 이것은 빠른 시기에 적당량의 비타민 D를 섭취하는 것이 자가 면역질환 예방에 중요하다는 것을 확인시켜 주는 것이다.

이 외에도, 다발성 경화증 환자들에게 투여한 비타민 D에 관한 연구들에서, 환자들이 비타민 D 보충제를 복용하기 시작하였을 때 질병의 증세가 완화 된 것을 보여주었다.

염증성 장질환

염증성 장질환은 아래 원인에 의한 결과로 발생할 수 있다.

- 장 내벽에 염증의 원인이 되는 염증성 박테리아의 과대성장^{대장균, 살모넬라, 시겔라균 이질균의 전형종}
- 건강한 정상 박테리아에 대한 장내의 내성 부족
- 장 내벽에 염증을 일으키고 박테리아에 대한 장의 방어벽을 파괴하는 물질을 접촉
    소아 지방변증

여기에서의 공통분모는 장에 있는 박테리아이다. 아기가 태어난 이후에 장내 미생물은 면역계에게 무엇이 우호적이고 무엇이 위협적인지, 즉 무엇이 바이러스, 박테리아, 균류와 관련되어 있는지를 가르친다. 내장속에 있는 세균들 역시 성장과 발달에 영향을 미치는 수많은 호르몬의 생산을 자극시킨다. '세균'이라는 말은 박테리아와 균류를 말하고 바이러스는 의미하지 않는다.

장에 있는 박테리아는 키와 몸무게에서부터 심장, 신장, 폐활량에 이르기까지 우리의 모든 것에 영향을 준다. 이들 박테리아와 어떻게 상호작용하느냐와 어떤 박테리아가 실제로 성장 하느냐가 염증성 장질환을 발생시킬지를 결정한다.

장에 있는 건강한 박테리아는 우리의 협력자이다. 보다 본질적으로 말하면 우리의 일부분이다. 염증성 장질환에 걸린 사람은 장안에 있는 건강한 박테리아나 다른 단백질에 대한 내성이 없어졌다는 것을 의미한다. 박테리아의 과대성장 때문에 염증성 장질환에 걸렸다면, 장의 내용물이 식중독^{대장균}, ^{장티푸스}으로 침입한 박테리아나 건강에 나쁜 식사에 의해 무작위로 자라난 비우호적인 박테리아에 의해 오염된 것이다.

정상적인 각본대로라면 오염된 음식은 발열, 염증, 혈변, 설사를 일으키는데, 체내로부터 그 침입한 박테리아를 제거하면 이 증상들은 사라진다.

면역계의 변형 또한 장염의 원인이 될 수 있다. 크론병^{국한성 회장염}이나 궤양성 대장염에서 발생하는 것들이 그것이다. 유전적인 요소가 약해진 내성과 합쳐지면 재발성 만성 장염에 걸리게 된다. 면역계가 장의 박테리아를 처리할 수 없어서 장의 내벽은 싸움터가 되고 그곳에서 면역계는 장의 내벽에 붙어있는 박테리아를 쉬지 않고 공격한다. 그것은 마치 장 안에 감염된 발진이 생긴것과 같다.

유전적으로 변형된 쥐에게 비타민 D를 보충시켜 염증성 장질환을 예방하였고 활성비타민 D의 추가로 병든 동물들을 치료하여 염증을 제거한 사례들이 있다.

면역계가 활동을 멈추는 또 다른 경우는 장이 특정 단백질에 접하였을 때 염증 반응을 일으키면서 생긴다. 이것은 알레르기 반응과 많이 흡사하다. 장이 내성이 별로 없는 가장 일반적인 단백질의 하나는 글루텐인데, 이는 밀과 보리, 호밀에서 발견되고 귀리에서 발견되는 경우도 있다. 세계 인구의 1% 이상이 글루텐에 대한 내성이 없다. 이에 대한 알레르기가 있는데 계속해서 먹으면 소장에 염증을 일으킨다.

소장의 염증 때문에 흡수가 잘 안되서 만성적으로 비타민 D가 결핍되면, 이로 인해 생기는 많은 문제 중에서도 자가면역 질환에 걸리기 쉽다. 셀리악병소아 지방변증, 설사와 영양장애가 따름 환자들은 칼륨, 마그네슘, 철, 비타민 A, K, B도 결핍되어 있다. 재발성 구내염입안의 염증이나 과민성 대장증후군과 다른 장의 증세들이 있는 사람은 의사를 만나 검사를 받아보는 것이 좋다.

건선

건선은 붉은 병변에 흰색의 딱지가 생기는 피부병이다. 이 병변은 주로 두피, 팔꿈치, 무릎, 발, 엉덩이 등에 나타나지만 피부 어느 곳에도 나타날 수 있다. 건선에 걸린 많은 사람들은 손발톱이 비정상적으로 자라고, 눈과 관절에 염증이 생기고, 장염이 발생하기도 한다.

건선은 전형적으로 20세 이전에 시작하지만 살면서 언제든지 발생할 수 있다. 발현하는 형태는 많이 다를 수 있지만 그 원인은 모두 같은 것으로 보여진다. 현재 이론들은 피부나 입안, 코안에 박테리아연쇄상구균에 대한 약한 내성이 건선으로 이끄는 면역 반응을 발생시킨다고 제시하고 있다.

수십년 동안 우리는 건선이 겨울에는 더욱 악화되고 여름에는 좀 누그러진다는 것을 알고 있다. 이 질병 활동의 계절별 추이는 자외선 노출과 피부에서의 비타민 D 생산과 관련이 있다. 사실상 의사들은 전통적으로 건선 환자들을 자외선 요법와 스테로이드를 환부에 발라 치료해왔다.

지난 20년 동안 연구원들은 활성비타민 D와 비타민 D 유사물질을 고약으로 건선의 환부에 붙여 증세를 경감시키거나 제거시킬 수 있었으며 자외선 요법으로 효과가 향상되는 것을 보아왔다. 비타민 A와 결합된 활성비타민 D 혼합물은 더욱 효과가 좋다.

수세기 동안 사람들은 피부병 치료법으로 사해에서 일광욕을 해왔다. 사해의 높은 마그네슘 함유량이 그 치유 요인이다. 이는 건선 환자의 피부에 있는 세포 활동을 연구하여, 마그네슘을 빨아들인 피부는 청소 세포가 단백질을 T세포에게 증거물로 제시하는 능력을 감퇴시킨다는 것을 발견한 독일의 과학자들에 의해 증명되었다. 달리 말해서, 사해지역의 마그네슘과 자외선은 서로 연합하여 건선 환자의 피부에 대항한 면역세포의 활동을 억제시킨다는 뜻이다.

독일의 기센Giessen에 있는 유스투스 라이비히 대학Justus Leibig University에 있는 피터 마이서Peter Mayser 박사는 오메가 3 지방산을 정맥주사로 주입하여 건선을 치료하였고 두 종류의 건선이 오메가 6 지방 보다 오메가 3 지방에 더 좋은 반응을 보인 것을 발견하였다.

영양가 있는 식사와 비타민 D는 면역계를 잠재워서 피부에 닿는 이종 단백질에 대한 과민반응을 보이지 않게 해주는 성향이 있다.

류마티스성 관절염

류마티스성 관절염은 크고 작은 관절 뿐 아니라 눈과 폐, 혈관의 염증을 일으킬 수 있는 자가면역 질환이다. 이 질병은 급속히 악화되기 때문에 류마티스성 관절염 환자들이 효력이 강한 항염증약을 복용하지 않으면 몇 년 안에 기형이나 장애가 될 수도 있다.

의사들은 류마티스성 관절염을 남성보다는 여성에게서 3:1의 비율로 많이 발견한다. 환자들은 대체로 30세에서 50세 사이이지만 사춘기 이후 100세까지는 언제든지 이 병에 걸릴 수 있다.

아이오아주의 여성보건 연구는 비타민 D 보충제를 먹은 여성들이 류마티스성 관절염에 걸릴 가능성이 적다는 것을 보여주었다. 류마티스성 관절염 치료에 비타민 D나 활성비타민 D를 사용한 다섯 연구 중 세군데서 연구원들은 증상이 호조된 것을 보았다.

염증성 관절염 검사를 위한 동물 연구에서도 또한 활성비타민 D를 처방했을 때 관절염이 줄어든 것을 보여주었다. 더욱이 콜라겐으로 면역성을 얻은 동물은 활성비타민 D를 투여받은 경우 관절염을 예방하였다.

감염

비타민 D와 좋은 음식은 면역계로 하여금 효과적인 방어를 하기 위해 감염원과 백신에 대해 명확하게 기억하는 것을 돕는다. 여러 대학에서 이루어진 최근의 연구는 면역 세포가 감염에 대응하여 적당량의 항균 단백질을 생산하는 데에 비타민 D가 필요하다는 것을 논증하였다.

이 단백질은 그 이름으로 알수 있듯이 박테리아를 죽인다. 이 단백질이 없으면 항체들은 효력이 감소되고 내성과 만성 또는 재발성 감염의 위험을 증가시킨다.

자외선 B는 비타민 D 합성에 절대적으로 필요할 뿐 아니라 바이러스가 활발하게 활동하는 것을 막을 수도 있다. 겨울철 낮은 자외선 B와 그로 인한 비타민 D의 감소로 주위에 더 많은 바이러스를 허용하여 더욱 쉽게 공격을 받게 된다. 독감이 완벽한 예이다. 독감철의 정점은 하지로부터 6개월 후에 온다.

비타민 D 수치는 2월과 3, 4월로 넘어가는 때에 가장 낮으며, 적도에서 멀리 떨어져 있을 수록 독감의 계절은 연장된다. 심한 독감에 가장 감염되기 쉬운 노인과 아이들은 비타민 D와 식사에 의한 영양분이 결핍된 사람들인 경우가 많다.

미국내에서 또 다른 심한 감염의 요인은 병원과 요양원인데, 입원에 의한 감염으로 가장 많은 합병증, 비용 및 사망이 발생한다. 우리는 입원한 사람들이 햇빛에 노출되는 양이 부족하기 때문에 비타민 D가 결핍될 위험이 높다는 것을 알고 있다. 멜라닌 색소가 많은 아프리카계나 다른 사람들이 병원에서 감염될 위험은 4배나 크다.

HIV에 감염된 사람들은 비타민 D와 활성비타민 D의 수치가 모두 낮다. 비타민 D가 HIV 감염 위험을 높이는데 대한 역할은 분명하지 않다. 하지만 폐결핵과—아마도—C형 간염, 에이즈 환자들이 다른 면역계가 약해졌을 때 찾아오는 바이러스 및 박테리아의 감염과 싸우는데 있어서 비타민 D의 역할은 논의의 여지가 없다.

쉽게 보호하기

우리 면역계는 평생동안 세가지 주요 업무를 돌아가면서 한다. 면역계의 기능들은 몸안의 모든 기관에 영향을 준다. 이 세가지 일들은 우리를 감염으로부터 보호하고, 손상된 조직을 확인하여 복구하고, 비정상적인 세포들을 색출해 내는 것이다.

면역계에 있는 대부분의 세포들은 비타민 D 수용체를 가지고 있어서 비타민 D가 그 기능에 영향을 준다. 이 수용체들은 그곳에 앉아 있으면서 비타민 D로부터 오는 정보를 기다린다.

비타민 D는 D세포가 내리는 판정의 정확성을 높인다. 비타민 D는 발달 초기에 D세포의 활성화를 억제하여 내성을 키운다. 하지만 유년 후기나 성인이 되면 감염으로부터 보호하기 위해 항균 단백질에 대한 대응을 향상시킨다.

제1형 당뇨, 다발성 경화증, 낭창과 같은 자가면역 질환은 내성이 약해진 질병인데, 그 뒤에 있는 주범은 비타민 D 결핍으로 보인다. 폐결핵과 C형간염, HIV, 심지어는 독감과 같은 만성 혹은 재발성 감염에 걸리기 쉬운 것은 비타민 D의 결핍과 연결되어 있다.

비타민 D 다이어트 프로그램을 통해 면역계를 크게 신장시킴으로써 삶을 단순화하는 것이 현명한 방법이다.

위험 줄이기

비타민 D 다이어트 프로그램의 권장사항은 얼마나 빨리 비타민 D를 정상화시키고 생활방식을 변화시키느냐에 따라 자가면역 질환의 위험을 50-90%까지 줄여주는 것으로 평가되었다. 이 변화를 임신 초기에 일으킬 수록 새로운 생명이 자가면역에 걸릴 위험은 더 줄어들게 된다.

우리를 감염에서 보호하는 비타민 D의 역할에 대한 최근의 정보는 비타민 D와 식사에 의한 영양의 강화로 호흡기 감염 위험을 50% 감소시킨다고 제시하고 있다.

Chapter 12

암의 예방과
치료에 도움이 되는
비타민 D 다이어트 프로그램

암은 세포성장과 세포분화가 몸의 일상적인 통제신호에 대해 더 이상 반응을 하지 않는 것이다. 이것을 세포들이 제멋대로 되었다고 한다. 하지만 비타민 D는 이 상황이 발생되는 것을 막기 위해 여러가지 일을 한다. 비타민 D는

- 세포의 생명주기 속도를 늦춘다.
- 종양억제 유전자를 자극시킨다.
- 정상적인 분화를 촉진시키는 성장 요소들과 연합한다.
- 비정상 세포 내에 예정된 세포의 죽음을 촉진시킨다.

암의 발병은 '나는 루시를 사랑해I Love Lucy'라는 시트콤의 한 에피소드에서 루시와 에쎌이 공장 작업대의 컨베이어 벨트를 타로 내려오는 초콜

렛을 작업하는 데, 작업대를 타고 내려오는 초콜렛의 속도가 너무 빨라서 어찌 할 수 없어 하는 장면과 같다. 하나의 실수가 다른 실수로 이어져 상황은 더욱 복잡해 진다. 이것이 근본적으로 암세포가 만들어지 사정과 같다. 한가지 오류에 이어 다른 오류가 이어져 결국에는 세포의 생산 과정이 완전히 통제 불가능하게 된다. 생산라인의 속도를 늦출 수만 있다면 각각의 생산팀 직원은 업무를 이행하는데 좀 더 시간을 갖게 되고 따라서 실수도 적어지게 될 것이다.

　세포는 생산라인과 같다. 세포의 생명주기 속도를 늦추면 우리 몸은 세포의 기능과 유전자를 복제하는 일에 있어 실수가 적어질 것이고, 따라서 악성으로 전환될 가능성도 줄어들게 될 것이다. 결정적인 실수들이 필요 이상 많아지면 세포들은 더 이상 정상적인 규제에 반응을 보이지 않기 때문에 독성으로 변한다. 이때가 회귀 불능지점이 된다.

　비타민 D가 세포의 생명 주기 속도를 늦추는데, 이것은 좋은 것이다. 이 말은 비타민 D에 의해 더 적은 수의 세포가 DNA를 복제하고 분열한다는 뜻이기 때문이다. 각각의 세포는 실수를 고칠 수 있는 시간과 자원이 있기 때문에 실수를 적게 하게 된다.

　문제는 세포가 DNA를 복제하는데 있어서 실수를 고칠 수 있는 역량이 제한되어 있다는데 있다. 하지만 비타민 D가 실수를 고칠 수 있는 유전자와 효소의 일부를 통제한다. 더욱이 오류가 체내의 품질 통제관을 지나쳐 가더라도 최종 품질 통제관인 비타민 D가 잘못된 부분이나 결함된 세포가 확실히 파괴되도록 도움을 준다.

　암 발생의 위험에 대한 음식의 영향이 혼동을 줄 때가 있다. 일반적으로 소금과 포화지방이 많고 섬유질이 적은 가공식품을 적게 먹고 신선한 야채특히 녹색잎 채소와 과일의 섭취량을 늘리면 위장암의 위험을 줄일 수 있다. 하지만 섬유질이나 지방과 같이 음식의 구성물을 하나 하나를 놓고 보면 그 상관관계는 뚜렷치 않다.

    여기서 전하는 메시지는 우리가 실제 음식을 먹어야 할 필요가 있다는 것이다. 건강의 유익함은 오랜 기간에 걸쳐 음식에 포함된 모든 다양한 원소들을 한꺼번에 접하여 이루어지는 것이기 때문이다. 보충제는 건강한 식사를 대신할 수 없다. 그것들이 도움이 되지만 좋은 음식을 대체하지는 못한다.

유방암

유방암은 비흑색종 피부암 다음으로 여성에게서 두번째로 가장 많이 발생하는 암이며, 미국 여성에게는 6번째 사망원인이고, 폐암 다음으로 두번째 암 사망원인이다. 유방암에 걸릴 위험은 나이가 들면서 더 커진다. 아프리카계 여성이 유럽계 여성보다 유방암으로 사망할 가능성이 더 높다.

    비타민 D에 대한 주요한 발전은 비타민 D와 유방암 사이에 밀접한 관계가 있다는 것을 증명하는 전문가들의 발견이 점점 더 늘어나고 있다는 것이다. 중요한 간호사 보건연구는 폐경전 여성들 사이에 비타민 D, 칼슘, 저지방 유제품 특히 탈지우유의 섭취량이 최고인 사람들과 최저인 사람들을 비교했을 때, 최고로 섭취한 여성들이 유방암에 걸릴 확률이 30% 낮은 것을 발견하였다.

    그러나 같은 연구원들이 실제 비타민 D의 수치를 관찰했을 때, 그들은 60세 미만의 여성들 사이에 비타민 D 수치가 가장 높은 사람들[40 이상]과 가장 낮은 사람들[20 이하]을 비교하여 최고 수치의 여성들이 유방암에 걸릴 가능성이 43% 낮은 것을 발견하였다.

이 발견은 자외선 노출을 증가시켜 높은 비타민 D 수치를 확보할 경우, 유방암의 위험이 줄어든 것을 발견한 것과 일치한다. 더욱이 연구원들은 활성비타민 D 수치가 높은 여성들 중에는 암의 확산속도가 빠르고 말기에 속하는 환자수가 적은 것을 발견하였다.

유방암에 걸릴 위험을 급격히 증가시키는 유방암 관련 유전자의 돌연변이BRCA1과 BRCA2가 발견된 것으로 유방암 치료가 임박해 있다고 생각하는 여성들이 많이 있다. 하지만 연구원들은 300명에서 500명 중의 한명 꼴로 밖에 이 돌연변이를 찾아내지 못했는데, 이는 유방암 환자의 2% 밖에 해당되지 않는 것이다. 정도가 약하지만 이 유전자의 돌연변이는 자궁암, 전립선암, 췌장암, 위암 및 흑색종 암의 발병 위험도 증가시킨다.

체내에는 종양을 억제하는 유전자들이 상당히 많이 있는데, 이 유전자들이 변형되거나 어떤 요인에 의해 이 유전자들의 발현에 손상을 입으면 암 발생 위험은 높아진다. 종양억제 유전자는 실제로 암 발달의 위험을 줄이는 기능과 중첩되고, 수요에 의해 국부적으로 생성된 활성비타민 D가 이들 중 많은 유전자들을 활성화시킨다.

유방암 세포를 포함하여 유방 조직에서 생산되는 활성비타민 D는 종양억제 유전자의 생산을 자극할 뿐 아니라 주요 검문소에서 세포의 주기를 늦추기 위해 이들 단백질 생산을 직접 증가시킨다. 이 검문소에 잠시 멈추게 함으로써 다른 기관들이 세포 주기의 다음 단계로 넘어가기 전에 발생한 문제나 변형된 것을 수리할 수 있게 해준다.

이 잠시 멈춤은 또한 유방암 세포의 증식을 더디게 해준다. 유방 세포에 있어서—다른 성장 요소들과 함께—활성비타민 D에 의해 잠시 멈추게 된 유방 조직은 정상적인 분열을 하게 된다.

돌연변이가 교정되지 않거나 세포가 이미 악성으로 변이되었으면 활성비타민 D는 다른 단백질과 팀을 이뤄 비정상적인 세포의 예정된 죽음을 촉진시킨다.

이 증거는 동물에 관한 연구와 함께 사춘기에 비타민 D가 부족한 소녀는 유방 발달이 비정상적일 수 있다는 것을 제시해준다. 이런 여성이 알코올을 마시면 유방암에 걸릴 위험이 더 커질 수 있다. 달리 말해서 유방암의 위험을 줄이기 위해 비타민 D를 얻을 절호의 기회는 유년 시절과 사춘기 시절일 수 있다는 뜻이다.

전립선암

전립선암은 피부암 다음으로 가장 일반적인 암이고 두번째로 많은 남자의 암 사망원인이다가장 많은 암 사망원인은 폐암. 전립선암의 발생 위험에 대해 우리가 알고 있는 것들은 다음과 같다.

- 발생위험이 나이를 먹음에 따라 증가한다.
- 아프리카계 사람들이 유럽계 사람들보다 전립선암에 걸릴 위험이 65% 더 많다.
- 미국인들이 이 암으로 죽을 가능성은 두배가 높다.
- 비흡연자들이 전립선암에 걸릴 위험은 폐암, 결장암, 직장암, 구강암, 방광암, 임파계암, 신장암에 걸릴 위험을 다 합친 것보다 더 많다.

낮은 비타민 D 수치는 전립선암에 걸리고 사망하게 할 가능성을 높인다. 유럽계 미국인들이 전립선암에 걸릴 위험은 적도에서 멀리 떨어진 곳일수록, 특히 40도 이북에 있는 곳에서 더 크다. 평생 동안 자외선 노출에 관한 서로 다른 측정을 해온 연구들은 자외선 노출이 많은 사람일수록 전립선암에 걸릴 위험이 적다는 것을 보여주고 있다.

아프리카계 사람들이 일반적으로 유럽계 사람들보다 비타민 D 수치가 낮기 때문에 그들이 전립선암으로 사망할 위험이 더 큰 이유가 이 연구로 설명이 된다.

2차 세계대전 이후 일본인들이 미국으로 이주해 왔을 때, 미국에 건너 온 1세대와 2세대의 일본인들이 자국에 있는 사람들과 비교하여 전립선암에 걸린 사람들이 4배나 많았다. 좀 더 최근에 연구원들은 일본과 한국인들의 전립선암 발병률이 높은 부분적인 이유로 서양화된 식습관과 오메가 3 지방 및 비타민 D가 많이 함유된 냉수어 섭취량이 감소된 것을 들고 있다.

비타민 D는 유방암에서와 마찬가지로 종양의 성장을 억제하고 전립선암의 분화를 촉진한다. 전립선암 세포계에서 비타민 D는 종양억제 유전자를 자극하여 세포의 생명주기를 더디게 하는 단백질의 생산을 증가시킨다. 전립선암 세포계에 있는 비타민 D는 전립선 세포의 정상적인 분열을 촉진시킨다. 역으로 말해, 비타민 D는 세포의 생명주기를 가속화시키는 성장요소들의 수를 감소시킨다.

의사들은 확장된 전립선이나 전립선암 세포보다 정상적인 전립선에 비타민 D 수용체가 더 많이 있다는 것을 발견하였다. 달리 말해서, 정상적인 전립선 조직이 정상적인 성장과 발달을 하라는 비타민 D의 신호에 반응을 더 잘보인다는 것이다.

확장된 양성 전립선은 정상적인 전립선에 비해 비타민 D 수용체가 절반 밖에 없지 않으며, 전립선암 세포에는 비타민 D 수용체가 1/10 밖에 없다.

비정상적인 전립선은 수요에 맞춰 활성비타민 D를 생산해 낼 수 있는 능력이 떨어지는 것이 확실하다. 재미있는 것은 설치류에서 전립선 내의 서로 다른 부위에 있는 비타민 D와 테스토스테론 수용체의 수가 성숙기 이전의 테스토스테론과 비타민 D의 균형 상태에 상당히 많은 영향을 받고 있다는 것이다. 다시 말해서, 발달 초기에 비타민 D 영향이 성인이 되어서, 특히 음식에 의한 영양소 결핍이 추가되었을 때, 이 병의 진행에 상당한 영향을 미친다는 것이다.

전립선암 치료에 비타민 D를 사용하는 것은 좋은 환경을 만들어서 신속히 호조시킬 수 있다는 생각에서이다. 실험실 연구에서 비타민 D와 비타민 A의 결합이 전립선암 세포의 성장속도를 늦추었다.

사람을 상대로 시행한 활성비타민 D와 비타민 D와 같은 분자에 관한 임상연구는 전망이 밝음을 보여준다. 우리는 활성비타민 D만으로도 전립선암의 성장이 종종 둔화되어 온 것을 알고 있다. 그리고 정상적인 전립선과 암세포 상에 있는 비타민 D 수용체의 수가 서로 다른 것은 정상적인 세포와 암세포의 성장속도를 분리하는데 도움이 될 수 있다. 이 분리에 의해 의사들은 암세포를 죽이는데 사용하는 전통적인 화학요법을 더욱 효과적으로 사용할 수 있게 된다.

결장암

결장암은 피부암을 제외하고 여성과 남성 모두에게 세번째로 많은 암이며 암과 관련하여 두번째로 큰 사망원인이다.

결장암에 대한 교육의 증가와 결장경 검사의 수가 늘면서 결장암 사망자 수가 지난 15년 동안 줄어들었다. 하지만 이 암은 아직 큰 문제거리로 남아있으며 많은 사람들이 이에 관해 좀 더 알아서 가능하면 미연에 발생을 방지하고 싶은 암이기도 하다.

예방을 위해서는 결장암의 발병 과정을 이해하는 것이 필요하다. 우리의 입안과 위장에는 박테리아가 거의 없지만 결장과 직장에는 상당히 많이 있다. 위장이 정상적인 기능을 하고 약품에 의해 방해받지 않고 산을 생산해 내면, 음식에 들어 있는 많은 박테리아는 소장에 들어가기 전에 소멸하게 된다.

소장에 들어온 박테리아는 쓸개의 담즙산, 췌장의 효소 및 음식물의 신속한 이동으로 그 성장이 제한된다. 음식물이 입에서부터 항문까지 이동하는데 2, 3일이 걸리지만 입에서 결장의 입구까지 가는데는 4시간에서 6시간 밖에 걸리지 않는다. 이 말은 소화된 음식이 결장과 직장에서 이틀 정도를 보내게 되는데, 이곳에 도달한 박테리아는 모두 성장하기 시작할 수 있다는 뜻이다.

면역계는 아기가 출생하고 박테리아가 소장에 처음 들어온 때부터 이들 박테리아와 미묘한 관계를 가지고 있다. 한가지를 예로 들면, **모유를 먹고 자란 아이들은 분유를 먹고 자란 아이들에 비해 장에 대해 더 우호적이고 감염 및 질병과 관련이 적은 세균들이 있다.** 이것은 중요한 일인데, 면역계와 세균이 잘 어울리지 못하면 사소한 문제로 염증성 장질환, 용종점막에 생기는 버섯 모양의 혹덩어리로 주로 대장에 생김, 결장암과 같은 질병으로 이어질 수 있기 때문이다.

면역계에 있는 비타민 D는 바이러스와 박테리아를 죽이는 단백질 생산을 촉진시킨다. 장 안에 있는 전문화된 세포 역시 비타민 D에 의해 조절되는 같은 물질을 만들어 낼 수 있다.

적대적인 박테리아균이 장에서 자라기 시작하면 이들을 제거하기 위해 면역계가 대응하기 시작한다. 하지만 비타민 D가 부족하면 폐결핵의 경우에서와 마찬가지로 파괴하고 제거하는 과정에 문제가 생기게 된다.

적대적인 박테리아균에 타격을 받은 우리 몸은 그것들이 문제를 일으키는 것을 막지 못하고 길을 터주게 된다. 다른 한편 박테리아가 불량식품을 통해 체내로 들어올 경우, 나쁜 병균에게 길을 터주는 음식들과 약들을 지속적으로 소비하면, 그것들이 체내에 머무를 수 있도록 허용해 주는 것이다.

적대적인 박테리아는 결장세포의 생명주기를 가속화 시키는 염증을 지속적으로 만들어 내어, DNA의 오류와 악성으로의 전이될 가능성을 증가시킨다. 이 말은 결국 암이 발생할 가능성이 커진다는 뜻이다.

염증성 장질환, 특히 궤양성 대장염을 앓고 있는 사람들은 장의 만성 염증 때문에 결장암을 일으킬 위험이 높다. 비슷한 경우로, 궤양의 원인이 되는 박테리아인 헬리코박터 필로리[H. Pylori]에 만성적으로 감염된 사람들은 특정 형태의 위암에 걸릴 확률이 높다.

비스테로이드성 소염제를 많이 복용하면 염증을 줄임으로써 장에 용종이 발달하는 것을 약하게 한다.

비타민 D는 장에 있는 박테리아에 대한 면역계의 대응을 조절하고 대응의 한계를 명확히 하는데 중요한 역할을 한다. 우리가 먹는 음식은 우호적인 박테리아의 성장을 촉진시킬 수도 있고, 염증을 일으켜 나아가서 암의 원인이 되는 물질을 만들어 낼 수도 있는 적대적인 박테리아의 증식에 불을 지필수도 있다. 음식은 다른 암의 발병 위험보다 장암의 위험에 영향을 미치는 것으로 보여진다.

1980년 샌디에고에 있는 캘리포니아대학 새드릭 갈랜드Cedric Garland 박사는 자외선의 노출 부족이 결장암을 더욱 발달시킬 수 있다는 자신의 관찰을 보고하였다. 이것은 태양열이 가장 낮은 주들에서 결장암에 의한 치사율이 가장 높은 것에 대한 분석을 근거로 한 것이다. 그 이후로 우리는 자외선 노출, 비타민 D 수치, 결장암 발병률, 결장암 치사율을 분석한 많은 연구에서 비슷한 결과를 보아왔다.

비타민 D는 유방암과 전립선암에서와 마찬가지로 종양의 성장을 억제하고 결장암의 분화를 촉진시킨다. 정상적인 결장세포는 비정상적이거나 독성이 있는 결장세포에 비해 더 많은 수의 비타민 D 수용체를 가지고 있다.

피부암

피부암은 남자와 여자 모두에게 가장 많이 걸리는 암의 형태이다. 사람들은 보통 모든 피부암을 한데 일괄적으로 묶어서 본다. 하지만 피부암에는 여러 종류가 있고 빈도와 예후에서 눈에 띄는 차이가 있다.

가장 일반적인 피부암은 기저세포에 발생하는 암으로 피부암의 80% 정도를 차지한다. 다음으로 일반적인 것이 편평세포암이다. 흑색종이 가장 흔치 않은 암이다. 매년 새로 백만건이 넘게 발생하는 피부암 가운데 흑색종은 112,000건 밖에 되지 않는다. 이 112,000건 가운데 절반 정도가 침습성이다. 피부암으로 인한 사망중 73%가 악성 흑색종에 의한 것이다.

자외선은 세계보건기구가 인정한 6개의 발암물질 중 하나이다. 자외선 노출이 기저 세포암과 편평 세포암과 연결되어 있다는 증거는 많이 있고 논의의 여지가 없다.

하지만 흑색종은 카멜레온과 같은 이미지가 더 많다. 자외선 지수, 위도, 흑색종 발생에 관한 최근 연구들은 흑색종의 발생 위험이 자외선 증가와 위도 감소에 따라 증가한다는 것을 보여주었다. 하지만 이것은 비남미인인 백인에 한해서이다. 유색인에 관해서 연구원들은 햇빛 노출과의 명확한 관계를 알아내지 못했다. 사실상 아프리카계인들은 보통 말기에 진단을 받는 경우가 많고 유럽계인들보다 예후가 나쁘다. 그렇다 하더라도 대부분의 피부암 원인으로 자외선이 관련되어 있어 보인다. 하지만 흑색종에 관한 최근의 연구는 자외선과 흑색종과의 관계를 더 복잡하게 만들고 있다.

십수년 전에 연구원들은 사무실 근무자들이 외부 근무자들 보다 흑색종에 걸릴 위험이 더 크며 사무실과 외부 양쪽에서 일하는 사람들의 위험이 가장 낮다고 말하였다.

이 결과로 일부 전문가들은 햇빛과 흑색종과의 관계에 호기심을 갖게 되었는데, 특히 햇빛에 노출되지 않는 신체부위에서 흑색종이 가장 많이 발견된다는 것이 오랫동안 알려진 사실이었기 때문이다. 위 연구의 결과는 햇볕에 노출되는 것이 실제로는 흑색종 발병 위험을 줄일 수도 있다는 것을 제시해주는 것이다.

국립 암연구소에서 2004년에 실시된 연구 결과는 비타민 D와 A를 많이 복용함으로써 흑색종의 발병 위험을 줄일 수 있다는 것을 보여주었다. 2005년에 뉴멕시코 대학의 마리앤느 버위크Marianne Berwick 박사와 그 동료들은 햇빛에 더 많이 노출된 흑색종 초기 환자들이 피부암으로 사망할 위험이 적다는 것을 보여주었다. 이것은 비타민 D가 흑색종 환자들의 예후를 호전시키는데 역할을 할 수도 있다는 것을 말해주는 것이다. 더욱이 비타민 D와 흑색종에 관한 실험실 연구와 동물 연구를 통해 흑색종 세포가 비타민 D 수용체를 가지고 있으며 활성비타민 D가 동물의 종양과 배양 세포의 성장을 둔화시킨다는 것을 보여주고 있다.

흑색종의 예방법이 햇빛을 피하거나 차단제를 발라 햇빛에 노출되지 않도록 하는 것은 아마 아닐 것이다. 그리고 우리가 200만년 이상 동안 햇빛 속에서 진화해 온 것을 기억한다면 그것이 이치에 맞는다. 그래도 의문이 남는데 그것은 우리가 얼마나 오랫동안 햇빛에 노출되어야 충분할까 하는 것이다. 일상적으로 간간히 쬐는 것이 오랜기간 쬐지 않다가 한꺼번에 많이 쬐는 것보다 안전할까? 자외선 A와 자외선 B의 균형은 어떠할까?

자외선 요법으로 피부를 태우는 것이 비타민 D 수치를 증가시키는 것은 확실하다. 하지만 그것이 얼마나 안전할까? 햇빛 자외선에 노출을 증가시켜 10여개 이상의 암 발생 위험을 줄이는 것을 우리는 보아왔다.

반가운 소식은 이 비타민 D 다이어트 프로그램을 따라하면 이 모든 논쟁을 피할 수 있다는 것이다. 보충제가 완벽한 답이다. 체중을 기준으로 보충제를 복용하는 것이 안전한데 그 이유는 쉽게 혈중농도를 체크할 수 있고, 보충제를 먹으면 흑색종의 위험을 증가시키지 않을 것이 확실하기 때문이다. 5장에 있는 햇빛 노출표에 있는 사항을 따라 하면 햇빛에 과다노출되지 않고 적당량의 비타민 D를 얻을 수 있을 것이다.

식사와 암

우리가 먹는 음식이 암에 걸릴 위험에 미치는 영향은 얼마나 될까? 우리는 우리가 먹는 음식이 모두 중요하다는 것과 음식에서 '독성'이 있는 부분을 제거하고 좋은 부분을 흡수하면 암에 걸릴 위험을 줄인다는 것을 확실히 알고 있다.

많은 인구를 대상으로 한 연구들이 가공 육류와 소금 및 포화지방을 많이 섭취하고 야채와 과일, 섬유질을 적게 섭취하면 암, 특히 장암에 걸릴 위험을 증가시킨다는 것을 반복해서 보여주고 있다.

하지만 섬유질이나 지방과 같이 음식 성분을 하나하나 분리시키면 암과 음식의 관계가 명확히 나타나지 않는다. 예를 들어, 2000년 뉴잉글랜드 의학지는 씨리얼 섬유질의 증가가 결장선종의 재발에 미치는 영향을 발견하지 못하였다는 연구 결과를 발표하였다. 여성건강의 대표적 임상연구에서 지방 섭취와 유방암에 관한 비슷한 연구 또한 그 상관 관계를 보여주지 못했다.

문제는 이 모든 변수들을 한꺼번에 묶어 놓으면 다른 변수를 만들어 내고 영향을 미치는 요인이라는 복잡한 수자들이 추가된다는 것이다. 결장암의 경우에 이들 추가변수 중에 음식을 통해 체내에 들어오는 박테리아가 있다.

조리방법이 바뀌면 체내에 들어오는 박테리아도 바뀐다. 하지만 얼마나 많은 식재료를 바꿔야 체내의 병균이 바뀔까? 어떤 식재료가 다른 식재료보다 더 중요한가? 식재료의 조합이 바뀌면 다른 박테리아에 도움이될까? 우리 내장에 있는 병균이 400 종이 넘기 때문에, 어떠한 가능성도 있을 수 있다.

우리 내장에 있는 박테리아는 음식의 대사로부터 영양소를 추가로 제공한다. 이들은 유해한 박테리아의 성장을 억제함으로써 그것으로부터 우리를 보호한다. 그리고 이들은 우리 기관계통의 성장과 발달을 자극시키는데, 이들 중 가장 중요한 것이 면역계이다.

음식이 장내 박테리아에 미치는 영향과 그것이 특정 질병에 미치는 영향에 대한 연구는 쉬운 일이 아니다. 이 관계를 더 충분히 이해하기 위해서는 더 많은 연구가 필요하다. 그때까지 우리는 식사내용을 바꾸면 우리 몸 안에 있는 박테리아가 바뀌게 되고 따라서 질병에 대한 위험도 달라진다는 사실을 기억해야 한다.

비타민 D 다이어트 프로그램은 건강한 박테리아를 위해, 그리고 건강한 몸과 박테리아의 관계를 위한 손쉬운 프로그램이다.

비타민 D 다이어트 프로그램의 식사계획은 건강을 위한 여정에 도움이 되는 협력자가 될 수 있다. 많은 야채에 녹색 신호를 보내라. 많을수록 좋다. 거기에는 우리가 요즘 접할 수 있는 어떤 음식보다 더 많은 항산화제, 비타민, 미네랄이 함유되어 있는데다 암 발병과 관련된 물질은 들어 있지 않다. 또한 우리 몸에 친화적인 박테리아를 만들어 낸다. 보너스로서 이들 음식에는 칼로리가 거의 없다.

비타민 D 다이어트 프로그램은 진정한 최후의 암 전투요원으로 볼 수 있을 것이다. 해야 할 것이라곤 매일 하는 식사의 내용을 약간 조정하는 것이다. 자신이 먹는 모든 것을 정밀 조사할 필요가 없다. 식사의 90%만 올바로 먹으려고 한다면 당신은 건강과 암 발병에 대한 몸의 성향에 대해 다른 세상을 만들어 낼 것이다.

위험 줄이기

비타민 D 다이어트 프로그램의 권장사항은 대부분의 암발병 위험을 50%정도 줄여주는 것으로 평가된다. 이것을 지원하는 분야는 유방암, 결장암, 전립선암이 가장 강력하다. 새로운 정보들은 비타민 D가 피부암의 발병 위험을 줄여줄 수도 있다고 제시한다. 식이 변화는 장암의 위험을 줄이는데 가장 효과적이다.

Chapter 13

뼈와 관절, 치아를 위한 비타민 D 다이어트 프로그램

    골격 발달에 있어서 비타민 D의 역할은 한 눈에 봐도 뚜렷한 것 같다. 비타민 D는 뼈를 만들어낸다. 정말 그럴까?

    비타민 D는 9개월 간의 태중에서 그리고 유년시절 동안에 골격 성장에 영향을 미친다. D 호르몬은 뼈의 성장 모든 면에서 중요하다. 그러나 산성 식사와 비타민 D 부족으로 칼슘이 결핍되면, 활성비타민 D는 미네랄을 대사시키고 혈중 칼슘 농도를 증가시키기 위해 골격을 해체시키거나 부서뜨린다. 비타민 D의 역할은 우리가 삶의 어느 위치에 있는지, 영양상태는 어떤지, 건강은 어떤지에 따라 달라진다. **태아 발달과 유년기 동안 비타민 D는 구조적으로 튼튼한 골격을 만들기 위해 성장호르몬과 성 스테로이드와 연합하여 작용한다. 성년기에 비타민 D는 뼈의 형성과 뼈의 파손 사이의 균형을 조절한다.** 아이가 성장하는 동안에 비타민 D는 뼈를 형성시키고 성년기에는 뼈의 교체를 조절시킨다.

다음은 비타민 D에 관한 사실들이다.

- 뼈의 질량, 세기, 조직을 강화시키기 위해 비타민 D가 필요하다.
- 치아를 정상적으로 발달시키고 건강한 상태를 유지시키는데 비타민 D가 필요하다.
- 비타민 D가 충분하면 체내 칼슘 필요량을 감소시킨다.

칼슘 균형 맞추기

칼슘은 튼튼한 뼈를 위해 중요하다. 당신은 어렸을 때부터 칼슘을 먹어야 한다는 말을 수도 없이 들었을 것이다. 하지만 그것이 전부가 아니다. 정말로 중요한 것은 칼슘 섭취량에 있는 것이 아니라 실질적인 칼슘 균형에 있다. 칼슘을 흡수하지 못하면, 즉 섭취하는 것 보다 더 빨리 잃으면 칼슘은 여전히 부족하게 된다.

식사의 질은 건강을 유지하기 위해서 칼슘, 비타민 D, 음식이 어떻게 함께 일하느냐에 따라 달라진다. 우리가 일상적으로 먹는 것이 뼈에 작용하는 비타민 D의 기능에 영향을 미치는 것이 확실하다. 여기에 그 이유가 있다.

1. 단백질을 충분히 먹으면 뼈와 근육의 양을 유지하는데 도움이 된다.
2. 마그네슘과 오메가 3은 뼈의 교체 속도를 늦춘다.
3. 소금, 치즈, 정제된 곡물은 비타민 D 기능에 거슬러 작용하는데, 이들이 뼈와 근육으로부터 칼슘, 마그네슘, 단백질을 해치는 산과다와 염증을 만들어내기 때문이다.
4. 녹색잎 채소와 다른 종류의 농산물은 비타민 D를 촉진시키는 후원자들이다. 이들은 산알칼리 균형을 맞추고 뼈와 근육의 양을 보존시킨다.

통증

관절, 힘줄, 인대, 근육과 뼈에 통증을 느끼는 사람들은 이에 대한 문제 해결을 위해 류마티스 전문의인 나를 방문한다. 이 환자들은 근육이나, 인대, 관절, 혹은 뼈와 관련된 질병을 최소한 하나 이상 경험하고 있다. 하지만 이들이 겪고 있는 모든 통증이나 아픔은 실제로 비타민 D 수치와 이들이 먹고 있는 음식과 연관되어 있다.

예를 들어, 63세의 브렌다는 손 특히 손가락 끝부분과 엄지손가락 밑부분에 느끼는 통증 때문에 나를 찾아왔다. 폐경 이후 몇 년 동안 손가락 마디가 커져서, 그녀는 관절염이 아닌가 하고 우려하고 있었다. 그녀의 엄마 역시 관절염 때문에 손가락이 보기 흉하게 기형되었고 그 때문에 일상적인 활동을 할 수가 없었다.

브렌다의 무릎은 약간의 체액으로 부어있었고 그녀는 통증을 느꼈다. 브랜다의 MHAQ 점수는 0-35-70-45-7기능, 통증, 피로, 건강 인지, 수면이었고 아침에 30분정도 뻐근함을 느꼈다. 그녀의 비타민 D 검사결과 수치는 여름의 끝자락연중 최고치에 34였다.

브랜다는 비타민 D 다이어트 프로그램을 시작했다. 3개월 후 그녀가 나를 다시 방문했을 때 그녀는 훨씬 더 좋아진 것을 느꼈고 비타민 D 다이어트 프로그램의 식사 부분이 그녀에게는 쉽지 않았음에도 불구하고 다시는 옛날 방식으로 식사를 하지 않겠다고 맹세까지 하였다.

이번에 그녀는 훨씬 더 좋은 MHAQ 결과0-20-40-20-7를 기록하였고, 아침에 느끼는 뻐근함도 없어졌다. 그녀의 비타민 D 수치는 60이었다. 그녀의 증상은 40% 호전되었다. 그녀는 이 모든 것을 약을 복용하지 않고, 부작용도 없이 이루어 내었다. 그녀가 이룬 변화는 관절염의 진행속도를 늦출 수 있었다.

오늘날 미국에서 장애로 이끄는 첫번째 원인은 근육, 뼈, 관절의 질환이다. 그리고 요통이 최고로 많다.

우리는 관절염이 멜라닌 색소가 많은 사람들에게 더 자주 나타난다는 것을 알고 있다. 이들의 멜라닌 색소가 햇빛 차단제 역할을 하기 때문에 멜라닌이 적은 사람보다 비타민 D를 받아들이지 못해서 비타민 D가 부족하기 때문이다.

2002년 전국건강면접조사National Health Interview Survey에서는 관절염이 있는 아프리카계나 남미계 사람들이 관절염을 앓고 있는 유럽계 사람들보다 거동과 활동에 더 제한을 받고 통증이 더 심각하는 등 문제가 더 많다는 것을 보여주었다. 높은 멜라닌 수치 때문에 비타민 D가 결핍될 위험이 더 높은 사람들에게 관절염의 문제가 더 많은 것이 확실하다.

북미 인구의 연령 층이 높아지고 수명이 길어지면서 더 많은 사람들이 무릎과 허리, 목에 골관절염을 앓고 있다. 고령이 되어 가면서 비타민 D와 영양이 부족될 위험이 높아진다. 하지만 나이를 먹는다고 해서 다 관절염을 앓아야 한다는 것은 아니다.

사라의 어깨와 엉덩이의 통증

70세의 사라는 지난 2년 동안 참담한 상태였다. 어깨와 엉덩이에 생긴 통증이 점점 심해진 데다가 피로와 수면 장애까지 겹쳤다. 몸무게도 4.5Kg이나 늘었고 손톱도 부러졌다. 몸에 가려움증을 느꼈지만 발진은 없었다.

뼈와 근육은 만지면 아주 예민하게 반응했고, 정강이는 누르면 매우 아팠다. 그녀의 손가락 관절이 확대되어 있었는데, 이는 골관절염 환자들에게 흔히 발생하는 일이었다. 그녀의 전반적인 건강상태는 정상적이었다.

사라의 MHAQ 점수는 0.125-55-85-50-8기능, 통증, 피로, 건강의 인지, 수면이었고, 아침에 몇 분간 뻐근함을 느꼈다. 검사 결과 그녀는 전반적인 화학반응, 혈구수, 갑상선 기능, 관절염 표지, 염증성 표지에서 모두 정상이었다. 그녀의 비타민 D 수치는 28이었고 부갑상선 호르몬과 칼슘은 정상이었다.

우리는 사라에게 하루 체중 1Kg 당 60IU와 칼슘 및 마그네슘 보충제를 투여하기 시작했다. 우리는 그녀에게 소금과 치즈, 곡물을 피하고 신선한 농산물과 단백질을 3:1의 비율로 먹으라고 권하였다.

3개월 후 그녀의 MHAQ 점수는 0-15-0-0-10을 기록하였고 아침에 느끼는 뻐근함도 없어졌다. 그녀의 비타민 D 수치는 65였다. 그녀의 기능도 정상으로 되돌아왔다. 통증도 70% 나아졌다. 피로감도 사라졌고 수면의 질도 좋아졌다. 사라는 더 이상 가려움을 느끼지도 않았고 손톱도 더욱 정상적으로 보였다. 재미있는 사실은 심하지 않은 발진이나 가려움증은 비타민 D의 복용으로 해결되곤 한다는 것이다.

사라의 경험은 연령대와 상관 없이 비타민 D와 식사에 의한 영양 결핍 문제가 쉽게 해결될 수 있다는 것을 보여준다. 고령의 노인뿐 아니라 나이 어린 아이들도 이 프로그램에 극적인 반응을 보여준다.

골관절염

미국인구의 10% 정도, 즉 2천 백만여명의 사람들이 골관절염으로 고통을 받고 있다. 관행적으로 '연골조직의 퇴화'로 분류되는 이 골관절염에 대해 대부분의 사람들은 쉽게 '닳아 없어지는' 것이라고 생각한다. 달리 말해서 연골조직이 마모되어 좋든 싫든 통증을 느끼게 된다는 것이다. 이 말에 어느 정도 사실이 포함되어 있다. 하지만 사전에 주의를 기울이면 골관절염의 발병은 처음부터 막을 수 있다는 것이 훨씬 더 중요한 사실이다.

유전도 역할을 한다. 만약 당신이 여성이고 당신의 어머니가 골질이 결절되고 기형이 되는 등 손에 골관절염을 앓았다면, 가족병력이 없는 여성이나 남성보다는 당신이 이 병에 걸릴 가능성이 더 높다.

또한 퇴행성 디스크 질환이라는 가족병력이 있는 사람이 느끼는 요통은 아마도 이 디스크 질환과 관련이 있을 것이다. 하지만 이와 동시에, 물려받았거나 스스로 습득한 생활방식도 중요하다. **유전적인 요소는 질환이 발병할 수 있는 하나의 요소일 뿐이다. 그리고 나머지 요소들은 당신의 손에 달려 있다.**

골관절염을 이해하기 위해서 우리는 몸을, 뼈대를 세우고 벽면을 붙이고 지붕을 잇는 등 서로 맞물리는 자재들을 받혀주는 기초가 필요한, 건물처럼 생각해야 한다. 기초가 움직이거나 갈라지면 그 위에 있는 건물 전체가 와해된다.

이와 비슷하게 관절의 연골 조직 밑에 있는 뼈는 연골이 안정적이고 제 기능을 하면서 내구성이 있게 해준다. 비타민 D 결핍, 폐경, 오메가 3 지방산의 불충분한 섭취, 및 식이성 산알칼리의 불균형 등에 의해 뼈가 충분히 발달하지 못하거나 뼈의 회전율이 증가되는 것과 같이, 무엇인가가 연골을 밑에서 받쳐주고 있는 뼈를 약하게 하면 연골의 마손율 또한 가속화된다는 추론이 나온다.

리타의 고통과 회복

커진 관절과 손과 발, 무릎, 허리의 통증 때문에 도움을 청하기 위해 나를 방문한 76세의 리타의 사례를 살펴 보자. 그녀는 심한 피로감과 두통을 앓고 일상적인 활동을 하기가 어려웠다. 대부분의 경우 오후가 되면 발과 발목이 부어오르기 시작했다.

리타를 검진하였을 때 그녀의 무릎 뼈와 두번째 발가락, 그리고 손가락 관절이 커져 있었다. 그녀는 무릎을 가까스로 움직일 수 있었고 발목은 부어올라 있었다. 그녀는 확실히 골관절염을 앓고 있었다. 그녀의 MHAQ 점수는 1.25-75-100-50-6기능, 통증, 피로, 건강의 인지, 수면이었고 6월초여름에 실시한 검사결과 비타민 D의 수치는 22였다.

리타는 비타민 D 다이어트 프로그램을 시작했다. 1년 후에 그녀는 통증과 피로감이 극적으로 해결되었다고 표현하였다. 그녀의 다리도 더 이상 붓지 않았다. 그녀의 MHAQ점수는 0-40-0-0-6이었다. 그녀의 비타민 D 수치는 73으로 올랐다.

1년 후에 있은 후속 방문시에 리타는 더 이상 나를 방문할 필요가 없다고 말했다. 그녀는 건강해진 것이었다.

비타민 D가 어떻게 골관절염에 영향을 줄까

연구원들은 매사추세츠주의 프래밍햄지역 주민들을 대상으로 건강에 관한 연구를 50년 이상 해왔다. 그리고 터프츠 대학의 티모시 맥알린던Timothy McAlindon 박사는 프래밍햄의 연구 내용을 분석해 비타민 D 수치가 최저 20%에 포함되는 사람들이 최고치에 속하는 사람들에 비해 골관절염의 진행속도가 2배에서 3배가 빠르다는 것을 알아냈다.

보스톤 대학의 크리스틴 베이커Kristin Baker 박사와 그 동료들은 3년 동안 비타민 D 수치가 떨어지면 골관절염의 증세와 장애가 커진다는 것을 보여주었다. 역으로 말하면, 비타민 D 수치가 증가하면 증상의 심각성과 장애상태가 완화된다는 말이다.

이들 연구원들은 비타민 D 수치가 증가하여 골관절염 상태가 좋아졌던 사람들도 다시 비타민 D 수치가 낮아지면 그 상태도 별로 좋아지지 않는다는 결론을 내렸다.

프래밍햄 연구는 또한 골관절염이 과체중 정도를 반영한다는 것도 보여주었다. 체중으로 연골과 뼈에 지나친 압박을 주면 골관절염에 걸릴 위험이 높아진다. 과체중인 사람에게는 정말 좋지 않은 소식으로 들릴 수 있다. 다리와 무릎에 통증을 많이 느끼는 사람들은 나아지기 위해서 체중을 줄일 필요가 있다. 5Kg 정도 체중을 줄이면 무릎의 골관절염 증상은 50% 정도 줄어든다.

질병통제센터에서 실시한 전국건강면접조사는 비만 인구의 31%가 관절염을 앓고 있으나, 정상적이거나 저체중인 사람들이 관절염을 앓는 경우는 15%에 불과하다는 것을 보여주고 있다. 이 조사는 극도로 비만인 사람들이 심한 골관절염에 걸릴 위험이 두배가 된다는 것을 보여준 프래밍햄 연구와 일치한다.

덴마크의 H.S. 프레드릭스버그Fredricksberg 병원에 재직하는 로빈 크리스틴슨Robin Christenson 박사는 비만에 골관절염을 앓고 있는 80명의 사람들을 대상으로 40명에게는 저열량 식단을 제공하고 주별 상담을 하였으며 다른 40명에게는 통제식단과 체중감소 팜플렛을 준 후 이 두 집단을 비교하였다. 골관절염 환자의 증상과 기능을 측정하는 서온타리

오 맥매스터 관절염지수WOMAC: The Western Ontario McMaster Arthritis Index로 측정한 결과 두 그룹 모두 1%의 체중 감소에 대해 중상이 9% 좋아졌고 10%의 체중 감소에 기능이 28% 좋아졌다.

비타민 D 수치를 최적화하고 식사를 통해 칼륨, 마그네슘, 오메가3의 섭취를 증가시키면 뼈 회전률과 연골의 해체 속도를 늦춰 골관절염 진행속도를 늦추거나 멈출 수 있을 것이다. 이 방법으로 질병의 상태를 되돌릴 수도 있다. 태아의 발달과 유년 시절에 이러한 일들을 시작하고 영양분을 최대한 얻는다면 이러한 형태의 관절염은 아예 피할 수 있을 것이다.

통풍과 가성 통풍

요산단백질이 분해되어 생긴 물질 수치가 높은 사람은 통풍이라고 불리는 관절염으로 고생할 수 있다. 여성에 비해 에스트로젠이 부족한 남성에게 요산이 더 많이 생긴다. 하지만 여성도 폐경이 지나 더 이상 에스트로젠을 만들어내지 않게 되면 남성과 같은 양의 요산을 만들어내기 시작한다. 그렇기 때문에 폐경 이전의 여성에게 통풍이 나타나는 것이 드물지만 그 후에는 남성과 같은 문제가 생길 수 있다.

통풍은 대사증후군9장 참조이라 불리는 질병의 집단에 속한다. 통풍은 종종 비만, 고혈압, 콜레스테롤의 이상, 당뇨와 함께 나타난다. 대사증후군을 앓고 있는 대부분의 사람들이 요산 수치가 높지만 통풍으로 진행되는 경우는 많지 않다.

5백만 이상의 미국인이 통풍을 앓고 있고 아프리카계인들은 유럽계인들보다 통풍에 걸릴 가능성이 두배가 많다. 아시아계와 남미계인들이 통풍에 걸릴 위험은 유럽계 인들보다 약간 높다. 그것은 아마 이들의 고혈압 발생률이 높아서일 것이다.

산을 만들어내는 식사는 요산 수치를 높이는 경향이 있다. 더욱이 만성 고혈압인 경우와 연령이 높아짐에 따라 신장 기능이 저하되기 때문에 소변을 통해 요산을 제거하는 능력이 떨어지면 혈중 요산 농도를 증가시키게 된다. 지나치게 높은 요산 수치는 관절에서 결정체를 만들어 염증의 원인이 될 수 있다.

통풍은 간헐적인 통증과 발가락, 발목, 무릎, 팔꿈치, 손가락, 손목이 부어오르는 원인이 된다. 통풍은 또한 척추, 어깨, 엉덩이에 영향을 미치기도 하는데, 이 부위들이 통풍으로는 예외적인 곳들이라서 진단을 확실히 못받고 넘어갈 수도 있다.

비슷한 질병인 가성 통풍가짜 통풍은 또 다른 형태의 관절염인데, 이것은 연골과 관절액에 있는 칼슘 결정이 원인이 되어 생기는 질병이다. 다른 대사관련 문제 중에서도 비타민 D 결핍과 식사를 통한 산알칼리 불균형, 높은 부갑상선 호르몬 수치 등의 문제가 발생하면 혈중 칼슘 수치를 높이기 위해 연골 밑에 있는 뼈로부터 칼슘을 이동시킨다. 이 칼슘염이 가끔씩 연골과 관절액에 녹기도 하는데 그것이 그곳에서 염증을 일으키는 원인이 된다.

같은 사람이 통풍과 가성 통풍 두가지를 동시에 앓을 수 있다. 통풍은 사춘기가 지난 남성들에게 언제든지 닥칠 수 있지만 가성 통풍은 보통 50세 이후의 남성과 여성 모두에게 나타날 수 있다. 이 때 비타민 D 수치는 종종 떨어진다. 증상들로는 통증과 뻐근함 외에 무릎, 어깨, 손목, 손가락, 발, 엉덩이, 척추 등이 부어오른다.

관절의 연골은 스폰지와 같아서 이것이 관절액에 적셔지면 부풀어 오르고 끈적끈적해지며 고무같이 탄력이 생긴다. 이렇게 관절이 원활하게 되어 우리가 움직일 수 있는 것이다. 하지만 연골은 피의 공급이 아주 제한되어 있기 때문에 모든 영양분을 관절액을 통해서 공급받는다. 만약 혈액에 요산이 많이 들어있다면 그 요산은 피를 빨아들이는 연골 뿐 아니라 관절액에도 많아지게 된다. 비슷하게도, 높은 부갑상선 호르몬 수치는 연골 밑에 있는 뼈에서 칼슘을 빼내는데 연골이 빠져나온 칼슘과 인산염을 흡수한다.

요산과 칼슘염은 관절액과 연골에서 결정체를 형성하는데, 그것들이 연골을 뻣뻣하고 잘 부러지게 만든다. 이런 연골은 기능이 정상적이지 못하다. 통풍과 가성 통풍은 실제로 골관절염에서 연골의 분해속도를 가속화 시킨다.

이들 결정체로부터 생긴 염증은 종종 염증성 골관절염이라 불리는데 이로 인해 붓기와 통증이 생긴다. 급격한 발병은 진단을 받지 못한 통풍이나 가성 통풍에 의한 염증일 수 있다. 의사들이 가성 통풍을 비타민 D와 식이성 불균형에 연결 시키지 못하는 경우가 종종 있다. 사태를 더욱 악화시키는 것은 갑작스러운 염증이 그 관절 주변의 뼈 회전율을 가속화시켜 문제를 확대시키는 것이다.

외과의사들이 디스크 파열과 척추에 골관절염이 있는 환자들을 수술할 때 척추 디스크와 척추에서 제거한 물질에서 요산결정과 칼슘 결정체를 발견하는 경우가 종종 있다. 이것은 목이 연관된 관절염—이 환자들은 심한 두통과 열이 있을 수 있다—에서 특히 그렇다.

마크의 이야기

49세인 마크는 통풍 증상들을 완화시키기 위해 나를 방문했다. 지난 2

년 동안 발가락과 발목이 간헐적으로 붓고 통증이 왔었는데 그 빈도수가 잦아지고 통증의 정도가 심해졌다. 통증이 생길 때 마다 보통 5일간 지속되었는데, 이부프로펜이 통증에 도움이 되었다. 최근에는 발병 기간이 길어지고 통증이 더욱 심각해 결근까지 하게 되었다.

그는 체중이 91Kg이었고 신체 용적지수가 30, 혈압이 155/102였다. 검사결과 요산 수치가 10.0정상치는 3.9-8.3, 비타민 D 수치가 5월 하순에 37이었다. 우리는 마크에게 비타민 D 다이어트 프로그램과 더불어 콜히친colchicines, 식물 호르몬제과 프로베네시드probenicid, 요산 배설증강제를 처방하였다. 이 약품들은 급성 통풍의 발병 예방에 도움이 될 수 있지만 보통 요산 수치 1 이상을 줄이지는 못한다.

두달 후, 후속 방문시에 마크는 체중이 줄었고 혈압도 좋아졌다. 이제 체중이 85Kg이었고, 신체 용적지수가 28, 혈압은 140/93이 되었다. 그의 요산 수치는 6.5였고 비타민 D는 78이 되었다.

우리는 요산 상태가 좋아진 것의 대부분이 식단의 변화 때문으로 보고 있다. 체중과 혈압이 급격히 감소되는 것은 약의 복용으로는 이루어지기 어렵기 때문이다. 5개월 째에는 체중이 2.7Kg 정도 더 빠졌고 혈압도 142/92로 안정적이었다. 마크가 우리를 처음 방문한 이후로는 한번도 통풍이 재발되지 않았다. 그의 최종 계획은 이 새롭고 개선된 식단과 비타민 D 보충제를 지속적으로 섭취하는 것이다. 그리고 고혈압에 대한 치료를 더 받기 위해 가정의를 방문할 것이었다.

올바른 음식을 먹으면 통풍과 가성 통풍을 예방하는 데에 도움이 될 수 있다. 요산과 칼슘염이 액 속에서 용해된 상태로 유지할 수 있도록 영향을 주는 것들은

- 산알칼리의 균형
- 체내 수분 상태와 연관이 있는 관절액 내의 요산과 칼슘의 농도
- 관절액 내에 있는 단백질과 다른 미네랄의 존재

하버드 대학의 최현Hyon Choi 박사는 12년간 실시해온 건강 전문직에 관한 연구에서 4만 7천명의 참가자를 대상으로 그들의 식사를 분석하여 육류특히 어류를 섭취한 최상위 20%에 속한 사람들에게 통풍 발병 정도가 40-50% 정도 많은 것을 발견하였다. 이와는 반대로 저지방 유제품탈지유를 하루 2잔이상 마심을 많이 먹은 상위 20%에 속한 이들에게서 통풍이 45% 낮은 것을 발견하였다.

   이 연구는 또한 포도주와 과일 주스를 포함하여 과일로 담근 음료는 통풍 발병 빈도수를 줄이거나 달리 미치는 부정적인 효과가 없다는 것을 보여주었다. 이와는 반대로 칼륨이나 마그네슘이 아주 없거나 적게 함유된 곡물로 빚은 맥주나 위스키 같은 음료는 통풍의 발병 수를 급격히 증가시켰다는 것을 보여주었다.

   통풍이 있는 사람들과 없는 사람들의 식습관을 비교한 연구원들은 과일과 야채로부터 섬유질, 엽산, 비타민 C의 섭취량이 늘어나면 통풍의 위험이 눈에 띄게 줄어드는 것을 관찰하였다. 놀랍게도 통풍이 없는 사람들은 있는 사람들에 비해서 야채와 과일 섭취량이 많을 뿐만 아니라 육류와 해물의 소비량도 더 많았다. 따라서 농산물과 단백질의 바른 비율은 요산 수치와 통풍의 위험을 줄이는데 결정적으로 중요하다는 것이다.

   조화롭지 않은 식단불충분한 양의 단백질과 신선한 농산물, 그리고 너무 많은 소금과 곡물으로 인한 산알칼리 불균형은 혈중 칼륨과 마그네슘 농도를 저하 시킨

다. 낮은 마그네슘 수치는 가성 통풍을 자극시킨다. 같은 이유로 비타민 D와 잃어버린 마그네슘을 대체시킬 식단의 개선으로 관절염 발병 문제를 해소할 수 있다.

단순히 말해서 통풍과 가성 통풍의 발병은 단백질과 신선한 농산물의 비율이 기울 때 더 자주 발생하게 된다. 평균량의 단백질을 섭취하면서 신선한 농산물, 특히 마그네슘이 함유된 녹색 채소를 충분히 섭취하지 않아 균형이 깨지면 결과적으로 발생하는 산알칼리 불균형이 통풍과 가성 통풍을 발병시키는 최적 환경을 만들어낸다. 이때 비타민 D가 부족하면 뼈와 세포의 회전율을 가속화시켜 상태를 더욱 악화시키고, 뼈에서 분해되어 나오는 칼슘과 요산 양을 증가시켜 관절에서 결정체를 만들게 할 수 있다.

힘과 조정의 문제

비타민 D, 마그네슘, 칼슘은 정상적인 근육의 기능에 결정적인 역할을 한다. 비타민 D가 극도로 결핍되면 근육수축을 위해 칼슘을 받아들이고 근육이완을 위해 재빨리 칼슘을 내보내는 능력을 발휘하지 못하게 된다. 이렇게 수축과 이완이 제대로 되지 않으면 힘이 약화되어 종종 경련과 같은 증상이 나타나게 된다.

비타민 D가 심하게 결핍되고 대사성 산증이 있으면 우리 몸은 단백질을 생산하지 못한다. 대신에 산알칼리 불균형을 완화시키기 위해 근육을 분해시킨다. 결과적으로 근육이 약해지고 조정 기능이 줄어든다. 더 높은 비타민 D 수치와 영양 보충은 힘의 증강, 이완작용의 개선, 조정 기능의 강화와 연결된다.

스위스 바젤 대학에 있는 헤이크 비쉬코프 페라리 Heike Bischoff-Ferrari 교수는 평균 연령 85세 노인여성 122명을 두 집단으로 나누어 그들에게 칼슘 1,200mg과 함께 비타민 D 800IU 혹은 위약을 투여하였다.

12주의 치료기간 동안 연구원들은 치료시작 6주전에 비해 넘어지는 숫자가 49%가 감소된 것을 관찰하였다. 비타민 D와 칼슘을 복용한 사람들은 위약을 먹은 사람들에 비해 더 힘이 더 강해진 것을 보여주기도 했다.

많은 사람들이 앉거나 일어서거나 걷는 능력을 상실하고 자주 넘어지기 시작하는데, 그 이유는 그들이 점점 더 약해지기 때문이다. 검사결과 이 사람들은 극히 낮은 비타민 D 수치와 부갑상선 호르몬 수치가 눈에 띌 정도로 상승된 것을 보여주었다. 또한 이들 중 많은 사람들이 혈중 칼슘 농도가 낮거나 칼슘이 결핍되어 있었다. 하지만 같은 사람들이 비타민 D와 칼슘 보충제를 복용하고 몇 주 후에는 근육의 힘과 조정 기능을 회복하고 다시 앉고 일어서고 걸을 수 있게 되었다.

단백질과 힘

단백질근육을 만드는 것은 단백질이다. 만약 당신이 단백질을 충분히 섭취하지 않아 두뇌와 심장, 신장이 계속해서 작동하지 못할 정도라면, 당신은 결국 피터를 강탈해서 폴에게 갖다주는 꼴이 될 것이다. 너무나 확실한 사실이지만 간과되는 경우가 종종 있다.

지팡이를 사용해서 천천히 움직이는 노인을 보고 사람들은 그가 나이를 먹어 힘이 없기 때문이라고 추측한다. 하지만 특히 노인 여성에게 영양부족은 좀더 설명이 필요한 부분이다.

식습관에 관한 조사에서 65세 이상의 미국인들은 일반적으로 충분한 양의 단백질이나 신선한 농산물을 섭취하지 못한다는 것을 일관성 있게 보여주고 있다. 하지만 이 문제는 노인에게 국한된 것이 아니다. 젊은 채식주의자들도 통증과 피로 등 전반적인 허약함 때문에 의학의 도움을 청하는 경우가 있다. 간기능 장애까지 겪는 사람도 있다. 그리고 이 문제는 충분치 못한 단백질 섭취 때문이라고 해도 무방하다.

뼈는 왜 부러질까?

차사고가 나거나 낭떨어지에서 떨어지는 것과 같이 큰 충격적인 힘을 받지 않고도 뼈가 부러진다면, 외상 때문에 뼈가 부러졌다고 추정할 수 없다. 아이들은 하루에 수십번을 넘어져도 보통 뼈가 부러지지 않는다. 그리고 어른의 뼈는 더 튼튼하므로 일상의 스트레스로 뼈가 부러져서는 안된다.

어른에게서의 문제는 골다공증이다. 이것은 뼈의 구조가 미세수준으로 바뀌는 질병이다. 이 변화가 축적되면 곧 뼈의 부전과 골절이 될 위험이 높아지게 된다.

이런 상황은 삶의 초기에 마련된다. 태아 발달시기부터 유년시기에 이르기까지 단백질, 칼슘, 마그네슘, 인이 뼈에 통합되는 양이 적으면 적을수록, 인생의 후반기에 골다공증과 골절이 일어날 위험성은 더 높다. 뼈가 분해되고 그것이 새로운 뼈로 대체되는뼈 회전 **속도가 빠르면 빠를수록 뼈가 골절될 위험이 높아진다.**

2천5백만이 넘는 미국인이 골다공증으로 고생을 하고 있으며 그 대부분이 50세 이상의 여성으로 유럽계 미국인이다. 아프리카계인은 나이가 들수록 뼈 회전율의 속도가 느려지고 최대골량뼈의 질량이 가장 높은 점이 더 높다.

　최대골량은 사춘기가 끝나고도 몇년이 지난 이후에나 이루어진다. 하지만 최대 골량수는 훨씬 이전에 결정된다. 엄마의 자궁에서 그리고 유년 시절동안에 이루어진 골격의 구조가 아마도 최대 골량수를 미리 결정할 것이다.

　임신기간 동안에 비타민 D 수치에 관한 연구는 임신 중에 비타민 D가 결핍된 엄마에게서 태어난 아이들이 9세에 골량이 줄어든 것을 보여주었다. 잠재적인 최대골량수에 미치지 못한 사람은 평생동안 골절 위험이 더 클 것이다. 역으로 말해서, 어린시절에 뼈의 형성을 강화시키는 요인들을 최대화 시키면 어른이 되어서 골다공증을 예방할 수 있을 것이다.

　아래의 사항들을 실행한 사람의 아이들은 잠재적인 최대골량수에 이를 수 있을 것이다.

- 임신동안에 정상적인 비타민 D 수치를 유지한다.
- 아이가 식사, 햇빛, 보충제를 통해 충분한 비타민 D를 확실히 얻게 해준다.
- 충분한 양의 단백질과 오메가 3 지방산이 포함되어 있는 산알칼리가 균형된 음식을 아이들에게 제공한다.
- 아이가 걸을 수 있기 시작한 후 빠르면 빠를 수록 무게를 지탱하는 운동을 하도록 시킨다. 밖에서 뛰어 놀고, 나무에 오르고, 자전거를 타는 것들이 모두 건강한 뼈를 만드는데 좋은 운동들이다.

뼈의 밀도를 측정하기 위해서는 치과 X선 촬영보다 방사선을 덜 사용하는 X선 촬영을 받아볼 수 있다. 그것으로 뼈 속에 있는 미네랄양, 즉 뼈의 무기질 밀도 혹은 뼈의 질량을 알 수 있다. 이 검사결과를 T점수라고 하는데 현상태가 최대 골량수에서 얼마나 떨어져 있는지를 측정해 준다.

이 검사에 관해 흥미로운 점은 뼈의 미네랄 질량과 골절 위험이 매우 밀접한 관계를 갖고 있다는 것이다. 사실상, 콜레스테롤 수치와 심장마비와의 관계 혹은 고혈압과 뇌졸중 관계보다 더욱 밀접하다.

미정부는 T점수를 계산하는 기준으로 의사들이 사용할 수 있는 평균점을 제시해주고 있다. 그 결과를 분석하는 방법은 다음과 같다.

- 음수 : 뼈의 미네랄이 바람직한 양 보다 적게 들어있음. 골절의 위험이 증가됨.
- 0 ~ -0.9 : 정상적임
- -1.0 ~ -2.4 : 골 감소증 혹은 약간 낮음
- -2.5 이하 : 골다공증
- 0 이상 : 평균보다 미네랄 수치가 높음.

뼈의 미네랄 지수가 '정상'적이라고 해서 만족감에 안주하거나 생활방식을 바꿔야 할 필요가 없다고 생각해서는 안된다. 뼈의 질량이 줄어든 것을 발견한 시점은 이미 늦은 상태이다. 비타민 D와 식이성 결핍이 매우 심한 내 환자들도 대부분 뼈의 밀도가 정상적이다. 하지만 그들의 뼈가 건강하다는 것은 결코 아니다. 따라서 뼈의 질량이 얼마인지 알아낼 때까지 기다릴 필요 없이 뼈를 증강시키는 행동을 취하는 것이 좋다.

비타민 D 수치가 낮을 수록 뼈의 양이 적어지고 뼈가 골절될 가능

성은 높아진다. 노르웨이의 트롬소Tromso 연구는 여성을 대상으로 나이, 높은 부갑상선 호르몬, 뼈의 낮은 미네랄 밀도, 고혈압이 서로 상관 관계가 있음을 보여주었다. 나이가 많고 부갑상선 호르몬의 수치가 높은 사람일 수록, 뼈의 미네랄 밀도가 낮아지고 혈압이 높아질 가능성이 커진다.

여성건강에 관한 연구는 여성이 칼슘과 함께 적은 양의 비타민 D인 400IU를 복용하였을 때 엉덩이뼈의 양이 늘어났음을 보여주었다. 또한 비타민 D 수치가 낮은 사람일 수록 보충제에 대한 반응이 더 좋은 것으로 보였다.

미의학회지에 실린 비타민 D에 의한 골다공증 치료법을 관찰한 최근의 연구는 이 치료법으로 엉덩이 뼈의 골절이 평균 26% 줄어들었고 척추 이외의 모든 뼈의 골절이 23% 줄어든 것을 보여주었다. 이 보호의 정도는 골다공증을 예방하고 치료하기 위해 미식약청이 현재 승인한 약품이 보여주는 효과를 앞지르는 것이다.

이런 유익함들은 하루 비타민 D 사용량이 800IU가 넘는 연구에서만 보여주었다. 복용량이 더 적은 경우를 관찰한 연구에서는 골절이 줄어든 것을 보여주지 못했다. 이것은 비타민 D의 일반적인 권장량을 따르는 것보다 비타민 D 수치를 정상화시키는 것이 더 중요하다는 것을 강조하는 것이다.

튼튼한 뼈를 위한 비타민 D

가장 중요한 미네랄은 칼슘과 인, 마그네슘이다. 하지만 뼈 하부구조의 기반인 단백질이 없으면 미네랄시킬 것이 아무것도 없다. 이것은 일주일 내내 매일같이 적당량의 단백질을 얻는 것이 중요하다는 것을 강조해 준다.

보스턴에 있는 터프츠 대학의 캐서린 터커Katherine Tucker 박사는 프래밍햄 연구의 대상자인 69세에서 97세의 성인들의 식사와 뼈의 밀도를 비교하여 동물성 단백질을 많이 섭취한 사람일수록 뼈의 밀도가 높다는 것을 발견하였다. 다른 연구원들이 보다 젊은 여성들을 대상으로 한 연구에서도 비슷한 결론에 도달했다. 이 내용은 단백질 과다 섭취가 뼈를 잃게 하는 원인이 된다는 일반적인 믿음과 대치되는 것이다.

커네티컷 대학의 제인 커스테터 Jane Kerstetter 박사는 단백질 섭취와 관련된 뼈의 대사를 살펴보고, 뼈의 질량과 관련하여 성인들의 최적 단백질 섭취량이 제지방 신체질량 1Kg 당 1~1.5g인 것을 알아내었다.

제지방 체중은 신체 용적지수가 18에서 25 사이이다. 이것은 국립 과학원 식품영양 위원회의 권장량인 하루 체중 1Kg 당 0.9g 보다 50%가 많은 것이다. 하지만 단백질은 산을 발생시킨다는 것을 잊어서는 안 된다. 그리고 칼륨과 마그네슘 함유량이 높은 야채와 과일은 제산제 역할을 하고 단백질로 인해 만들어진 산의 완충역할을 한다.

가장 좋은 뼈을 만들고 싶으면 대부분의 북미인들보다 더 많은 양의 단백질과 신선한 농산물을 소비해야 한다. 더욱이 뼈의 빠른 회전을 막기 위해 산알칼리 균형을 유지하려면 농산물과 단백질의 비율을 3:1로 유지해야 한다. 튼튼한 뼈를 만들어 내는데 필요한 녹색잎 채소와 과일, 제지방 단백질이 들어갈 공간을 마련하기 위해 대부분의 사람들은 파스타, 씨리얼, 빵, 치즈의 섭취량을 급격히 줄여야 할 것이다.

뼈의 건강을 위한 운동

운동은 최상의 뼈, 즉 그 중요한 최대 골량에 이르게 하고 또한 그것을 유지하게 해 줄 가능성이 높다.

아이들, 젊은 여성, 운동선수와 우주항공사들에 관한 연구들 모두 무게 지탱 운동과 저항력 운동이 새로운 뼈를 만들어 내는데 도움이 된다는 것을 보여주고 있다. 규칙적인 운동과 저항력 훈련을 많이 할 수록 뼈의 생산은 더 많아지고 뼈의 질량도 더 높아진다. 역으로 말해서 병원에 입원하여 움직이지 못하는 사람들을 포함하여 주로 앉아서 보내는 사람들은 뼈의 회전률과 뼈 손실량이 급격히 증가된다.

구루병과 골연화증

골다공증이 뼈에서 미네랄을 제거하는 것이라면, 어린이에게 나타나는 구루병과 어른에게 나타나는 골연화증은 새로운 뼈에 미네랄을 만들어 내지 못하는데서 발생한다. 구루병에 걸린 사람은 뼈와 관절의 통증, 뼈의 기형과 굽음휜 다리, 안짱다리, 척추 측만증, 확대 관절, 골절, 비정상적인 성장 등이 일어날 수 있다. 골연화증은 피로감, 뼈의 통증, 관절통붓기, 근육통, 허약, 골절 위험 등을 포함하여 많은 증세가 있다.

구루병과 골연화증으로 잘못되는 본질적인 요소는 새로운 뼈의 미네랄을 만드는 과정에 있다. 두 단계의 미네랄을 만드는 과정 중 어떤 단계에서도 잘못 될 수가 있다.

몇 주에서 몇 달이 걸리는 첫 번째 단계는 칼슘과 마그네슘이 콜라겐의 틀구조에 첨가되는 시기를 말한다. 몇 달에서 몇 년이 걸리는 두 번째 광물화 단계는 튼튼하고 안정적인 뼈를 만들어 내게 되어있다. 하지만 뼈 회전율이 높으면 두 번째 광물화 단계를 단축시켜 뼈가 구조적으로 안정적이지 못하게 될 수 있다. 구조적으로 안정성이 떨어지는 뼈는 굽거나 휠 수 있고구루병 혹은 쉽게 부러질 수 있다골연화증과 골다공증.

튼튼한 뼈, 튼튼한 치아

아이의 치아 건강, 아니 평생 동안 치아 건강은 뼈의 건강 상태와 평행을 이룬다. 치아의 수자, 구성 및 질은 초기 유년시절의 단백질, 칼슘, 마그네슘, 비타민 D의 양에 영향을 받는다. 성인이 되면 이들 영양분과 알카리성인 침이 치아와 잇몸의 건강 유지에 도움을 준다.

알버트는 턱과 여러개의 이가 아프고 흔들리는 이도 몇개 있고 근육통과 관절통을 느껴서 관절염 연구소로 나를 찾아 왔다. 비타민 D 다이어트 프로그램을 시작한 후 그는 놀라운 결과를 얻었다. 이와 턱의 통증이 멎었고 관절과 근육의 통증이 해소되었으며 흔들리던 이도 더 이상 흔들거리지 않았다.

이를 많이 잃는 사람들은 대부분 비타민 D 수치와 뼈의 질량이 낮다. 하지만 칼슘과 비타민 D 보충제는 치아 손실을 줄여 줄 수 있다. 초기에 발생하는 치아 손실 및 치아나 잇몸의 통증은 불충분한 뼈의 생산, 가속화된 뼈 회전률, 뼈의 손실을 알려주는 증상들이다.

많은 연구들이 잇몸 질환, 충치, 치아 손실이 심장혈관 질환 및 다발성 경화증과 연결되어 있다는 것을 보여주고 있다. 잇몸 질환은, 다른 여러 변수들을 고려 하더라도, 심장혈관 질환의 발달과 연관이 있다. 한번 더 말하지만 비타민 D 결핍이 공통 변수이다.

롤라의 이야기

37세의 롤라는 건강에 문제가 있는 젊은 엄마의 좋은 예이다. 젊은 엄마들은 피로감과 몸이 쑤시고 아픈 것이 아이들을 돌보는 일이 늘어났기 때문이라고 생각하는 경우가 자주 있다.

사실, 임신과 수유로 특히 2년 안에 재임신을 할 경우, 여성의 몸이 혹사되는 것에 문제가 있는 것이다. 이때 엄마들은 체내에 저장된 영양분인 단백질과 미네랄을 고갈시켜, 비타민 D가 낮아서 생기는 증상들을 경험할 가능성이 높아진다.

출산과 모유 수유가 일어나는 해에 충치와, 잇몸질환, 이가 흔들거리고 아픈 여성을 보는 것은 흔치 않은 일이 아니다. 이것은 임신한 여성이 자신의 몸에 저장된 비타민 D와 칼슘을 희생하여 아기에게 준다는 것을 보여주는 것이다.

임산부에게 임신과 모유 수유는 스트레스 테스트와 같다. 뼈와 근육의 양을 유지하기 위해서는 높은 영양분과 신체적인 운동이 추가로 필요하기 때문이다. 이상적인 비타민 D 수치와 개선된 영양은 임신 기간과 출산 이후에 임산부와 아기의 건강을 확보해 줄 수 있다.

취학전 아이 둘을 둔 롤라는 류마티스 요인이 상승되어 그것을 평가받기 위해 우리에게 보내졌을 당시 어깨와 팔, 손에 통증을 느끼고 있었다. 다른 건강상 문제로는 피로감, 두통, 목의 통증, 약간의 불안감, 우울증이 있었다.

관절이 붓지는 않았지만 근육과 뼈에 통증이 있었고 정강이가 매우 민감했다. 전반적으로 그녀는 건강한 편이었다. 검사결과 류마티스성 요인이 20[정상치 10 이하]이었다. 다른 모든 결과는 정상이었다.

그녀의 첫 MHAQ점수는 0.375-55-15-30-6[기능, 통증, 피로감, 건강의 인지, 수면]이었다. 그녀의 비타민 D 수치는 22였고 부갑상선 호르몬과 칼슘은 정상이었다. 우리는 롤라에게 비타민 D를 하루 체중 1Kg 당 66IU와 약간의 칼슘과 마그네슘을 처방하였다. 그녀의 식단도 바꾸어서 소금과 치즈, 곡물을 줄이고 신선한 농산물과 단백질을 3:1의 비율로 증가시켰다. 3개월 후 롤라는 상당히 많이 좋아졌다. 점수도 다음과 같이 기록하였다.

- MHAQ 점수 : 0-15-0-30-7
- 비타민 D 수치 : 53
- 기능 정상적
- 통증 70% 경감
- 피로감 최소

신장 결석

신장 결석은 소변에 결합된 화학물질이 변화되어 생긴다. 그리고 비타민 D 대사와 식사가 이런 변화에 영향을 준다.

미국 인구의 12% 정도가 어느 순간에 신장 결석이 생기는데 그 사례는 늘고 있다. 1950년에서 1974년 사이 10만명의 인구당 신장 결석의 사례가 79건에서 124건으로 늘어났다. 이 사례의 발생 범위는 네덜란드와 일본과 같은 다른 나라에서도 마찬가지로 증가하고 있다.

아프리카계 사람들에게 신장 결석이 생길 위험은 유럽계 사람들보다 4배가 낮은데 그 이유는 아마도 비타민 D가 부족하여 소변으로 배출되는 칼슘 양이 적기 때문일 것이다. 많은 신장 결석자들에게 결석의 형태가 한가지 이상인 경우가 많다. 아프리카계 사람들은 유럽계 사람에 비해 칼슘과 인이 포함된 돌이 적지만 요산석은 더 많다.

비타민 D 수치가 낮을 수록, 소변을 통해 잃는 칼슘도 적어진다. 비타민 D가 부족한 사람의 신장은 칼슘을 움켜쥐고 보존하려고 한다.

아프리카계와 유럽계 사람들 모두에게서 높은 부갑상선 수치가 고혈압과 함께 나타나는 것을 우리는 보아왔다. 고혈압과 부갑상선 호르몬 수치는 높은 요산 수치와 연결되어 있다. 환자가 고혈압으로 앓는 기간이 길어질 수록 요산 수치는 올라가고 신장의 기능 장애도 커진다.

통계에 의하면 아프리카계 사람들이 고혈압에 의한 신장 기능장애를 더 많이 앓고 있다. 더욱이 신장이 제 기능을 하지 못하는 사람은 식이성 산과다를 처리할 능력에 제한을 받는데, 이것이 요산의 신장 결석이 형성되는 원인이 된다.

왜 오늘날 신장 결석이 더 많을까? 답은 도시화된 식습관이다. 신장 결석 형성에 포함되는 두가지 식이 요소는 수분과 산알칼리 균형인데, 이는 무엇을 먹느냐에 따라 결정된다.

가장 일반적인 결석은 칼슘을 포함한다. 소변내의 칼슘 농도를 조절하는 것은 우리가 매일 섭취하는 물, 소금, 칼륨, 마그네슘, 칼슘, 단백질의 양이다. 물을 적게 마실수록 소변내 칼슘과 산의 농도는 짙어지고 결석이 형성될 위험도 커진다. 비슷하게 칼슘을 많이 먹을 수록 더 많은 칼슘을 소변으로 내보내게 된다.

국민보건 영양조사 연구의 결과는 유럽계 사람들이 아프리카계 사람들에 비해 유제품을 더 많이 먹는다고 말해주고 있다. 상승된 비타민 D 수치와 함께 칼슘 섭취가 높아지면 칼슘 흡수량이 많아지게 되고 이어서 소변으로 잃는 칼슘 양도 많아지게 된다. 아프리카계, 남미계, 아시아계 사람들은 유당에 대한 과민중 때문에 유제품의 소비가 더 적다. 여기에 비타민 D 수치가 낮으면 소변을 통해 잃는 칼슘의 양도 적어지게 된다.

전형적인 도시인의 식사는 미발달 지역에 비해 칼륨과일과 야채 에 대한 단백질 비율이 높다. 샌프란시스코에 있는 캘리포니아 대학의 앤소니 세바스찬Anthony Sebastian 박사와 린다 프라세토Linda Frasetto 박사는 칼륨에 비해 높은 단백질을 섭취하는 식사는 산성뇨를 만들어 낸다는 것을 예증하였다. 나이가 많아지면서 신장 기능이 저하됨으로써 신장에 보내지는 산을 중화시키는 능력도 떨어지게 된다. 산성 뇨는 신장 결석으로 이어질 가능성이 높다.

이런 대사에 의한 산과다증을 중화시키는 제산제의 주요 공급원은 칼륨, 마그네슘, 그리고 정도가 낮지만, 신선한 농산물에 들어있는 칼슘의 섭취를 통해서 나온다. 이런 것들을 식사를 통해 얻지 못하면 근골격계에서 빌려와야 한다. 칼륨은 근육에서, 칼슘과 마그네슘은 뼈에서 빠져 나간다.

소금 섭취량이 늘수록 소변으로 잃게되는 칼륨, 마그네슘, 칼슘의 양은 많아진다. 만성적인 다량의 소금 섭취가 산과다중과 결합되면 적은 양의 산성뇨를 통해 잃게 되는 미네랄 양이 많아지게 된다.

신장 결석을 예방하는 주요 열쇠는 물을 많이 마시고 식이성 산알칼리 균형을 맞추는 것이다. 그리고 비타민 D가 정상적이라면 칼슘을 추가로 섭취하는 것을 피한다.

위험 줄이기

비타민 D 다이어트 프로그램의 권장사항은 관절염 위험을 50% 줄여주는 것으로 추정 되어진다. 나이와 관련하여 근육이 약해지고 조정력이 상실되어 넘어질 위험은 비타민 D의 강화로 50% 정도 줄어들게 된다. 뼈에 대한 비타민 D의 영향에 관한 연구를 위해, 이미 질병을 앓고 있는 고령자들을 검사한 결과 비타민 D 수치가 높은 사람에게 골다공증의 위험이 26% 감소된 것을 보여주었다. 하지만 태아 발달과 유년시절 동안 비타민 D와 식사에 의한 영양을 강화시키면 뼈와 근육 질환에 대한 위험을 50% 이상 줄일 가능성이 높다.

Chapter 14

가장 중요한 **건강**을 위한 행진

후안 폰세 데 레온Juan Ponce de Leon, 플로리다를 발견한 스페인의 탐험가이 청춘의 샘을 찾기 위해 푸에르토리코와 카리비아 해의 섬들을 떠났다는 전설이 있다. 마침내 그는 청춘의 샘을 플로리다라는 곳에서 발견하였다.

플로리다는 햇빛 주이고 미대륙의 최남단에 있다. 그리고 은퇴자들이 다른 주보다 더 많이 찾는 곳이기도 하다. 더욱이 이곳은 농사를 통해 신선한 농산물과 해산물의 주요 공급처이기도 하다.

플로리다에서는 비타민 D 생성을 위한 자외선 B가 본질적으로 일년 내내 있는 곳이다.

이것은 역사적으로 어느 때 보다도 오늘날에 훨씬 더 중요하다. 비타민 D와 건강식은 진짜 청춘의 샘을 상징하기 때문이다. 노년기에 가장 많은 건강상 문제들은 관절염, 골다공증, 심장질환, 암 및 치매이다. 그리고 이 모든 것들은 비타민 D와 음식의 정상화에 우호적으로 반응한다.

비타민 D 다이어트 프로그램은 노인들에게는 신비로운 청춘의 샘 이상이다. 왜냐하면 이것은 청춘을 위한 샘이기 때문이다. 발육하고 있는 태아와 자라는 아이들에게 적당한 비타민 D와 산알칼리가 균형된 식사는

- 건강한 두뇌 발달을 보장 해주고
- 감염 위험을 줄여주고
- 백신에 대한 반응을 좋게 해주고
- 보다 튼튼한 뼈와 치아를 형성하게 해주고
- 후에 관절염, 척추 측만증, 고혈압, 당뇨, 심장질환, 자가면역 질환의 위험을 줄여주며
- 나중에 유방암, 전립선암 및 다른 악성 종양의 위험을 줄여 준다.

이 모든 보호장치는 사춘기가 끝나기 전에 마련해 놓을 수 있다.

이 책은 전통적인 사고를 벗어나서 볼 수 있으며, 체내의 화학 작용을 회복하고 여생동안 더 나은 건강을 보장해 줄 수 있는 새로운 학문과 단순성, 성공적인 생활방식의 변화에 과감히 투자 할 수 있는 새로운 세기의 독자에게 힘을 부여해 줄 것이다.

큰 그림

건강이 비타민 D 결핍 및 식사와 연관이 있다는 것을 알게 된 지금 내가 환자를 보는 방법에 급격한 변화가 생겼다. 모든 건강 문제는 서로

연결되어 있다. 어떤 사람이 앓고 있는 고혈압과 당뇨의 원인은 관절염과 뼈질환의 원인이 될 수 있다. 나는 더 이상 질병을 증상별로 나누어서 내가 잘 아는 것만을 처치하지 않는다.

나는 환자 전체에 관해서 새로운 관심을 갖게 된 의사라고 말할 수 있겠다. 당뇨, 고혈압, 심장질환의 가족 병력이 있는 사람을 만나게 되면, 나는 그 사람이 비타민 D 결핍과 식사에 의한 영양 불균형이 있는지 자동적으로 평가하게 된다. 감염, 악성 종양, 모유 수유, 치아의 질환, 신장 결석, 유년 시절에 살던 장소 등은 이제 퍼즐을 맞추는 조각들이다.

나는 환자들에게 그들이 겪고 있는 모든 문제들은 서로 연관되어 있고 그들이 자신의 건강에 대한 통제권을 가지고 있다는 것을 명확히 말해준다. 많은 사람들이 비타민 D와 식사에 의한 영양결핍을 바로 잡은 후 몸 상태에 급격한 변화가 있다고 알려주었다. 수년 동안 고생해 왔던 통증을 제거할 뿐 아니라 체중과 혈압도 낮아진다. 많은 사람들이 이 해법의 단순성에 놀란다.

확실하게 말해 줄 것은 비타민 D와 식사에 의한 영양결핍을 해결하는 것이 만병통치는 아니라는 것이다. 또한 비타민 D 한 병으로 복용하던 모든 약품들을 내던져 버릴 수 없을지도 모른다. 하지만 이책의 내용을 이용하여 다른 치료법을 보완할 수 있을 것이다.

증상이 완화되거나 제거되어 약에 의존하는 정도를 줄일 수 있다. 비타민 D 보충제와 더 나은 식사를 통해 기존 치료법의 효과가 향상될 것이다.

오늘날 고도의 기술, 도시화된 사회, 비타민 D 결핍, 소파에 누워 소일하는 것들은 건강 추구에 거대한 방해물이다. 하지만 비타민 D와 식이성 결핍의 정상화가 건강에 미치는 영향은 우리가 시도할 수 있는 어떤 방법보다도 더욱 심대하고 가격면에서 저렴하다.

건강한 생활방식은 유전적 취약성도 쉽게 날려 보낼 수 있다. 그러면 유전적 특징은 질병과는 상관 없는 배경음이 된다. 당신은 자신의 유전자가 외부 압력에 의해 자신에게 투입된 것일 뿐이라는 것을 발견하게 될 것이다.

당신의 유전자는 우리 모두에게 주어진 것과 거의 똑같은 악보들의 집합체이다. 다른 점이 있다면 당신이 그것들을 사용하여 만들어 내는 음율이 다르고, 그것이 당신의 건강과 행복을 결정한다는 것이다. 비타민 D 다이어트 프로그램과 같이 보다 충만한 삶을 줄 수 있는 길을 택하여 과거와 습관 보다는 건강과 행복을 왜 선택하지 않겠는가?

자신에 대한 이미지가 뚱뚱하고 피곤하고 비참하다면, 그것이 당신의 현실이 될 것이다. 하지만 자신의 내적 이미지를 바꾼다면 그 새롭고 좋아진 이미지를 자신의 삶에 가져오는 데 필요한 선택을 하는 것이 훨씬 쉽다는 것을 발견할 것이다.

이 모든 과정의 주요소는 자신에 대해 생각하고 있는 틀을 바꾸는 것이다. 내가 환자들에게 목표 체중을 제시할 때 가장 많이 듣는 불만은, '아, 고등학교 졸업한 이래로 그렇게 적게 나간 적이 없었어요.'라는 말이다. 이말이 의미하는 것은 이 사람은 체중이 다시는 그렇게 줄어들 거라는 기대를 하지 않는다는 뜻이다. 그는 때가 되면 죽는다는 이론의 추종자이다. 이 사람은 시간이라는 약탈자의 한 희생자일 뿐이다.

'우리 가족은 유전적으로 당뇨병을 앓고 있어요.'라고 말하는 환자도 있다. 이 말은 유전자가 운명을 결정한다는 뜻이다. 그러니 이 사람은 언젠가 당뇨에 걸릴 것이고 그것을 자신에게 확인시키고 있으며 언젠가는 그 날이 올거라는 것을 항상 예기하고 있다.

하지만 이 책에 실린 논증들이 그 반대라는 것을 확신시켜주고 있다. 건강은 유전이 아니고 선택이다.

자신의 마음 속에 건강한 이미지를 품고 그 메시지를 스스로에게 전달시키며 자신이 가지고 있는 모든 에너지와 낙관주의로 최선의 목표를 향해 돌진하자. 음식 목록을 적어 장을 봐와 냉장고를 다시 채워 넣자. 필요한 비타민 D 복용량을 알아내어 바로 보충제를 복용하기 시작하자. 움직이기 시작하자. 그리고 문제를 복잡하게 만들지 말자.

더 잘 먹고 비타민 D 수치를 올려 놓자. 90일 이내에 몸이 훨씬 더 좋아진 것을 느낄 것이다. 그리고 왜 몇 년 전에 진작 이렇게 바꾸지 않았을까 라는 질문을 자신에게 할 것이다.

Part 4

부록

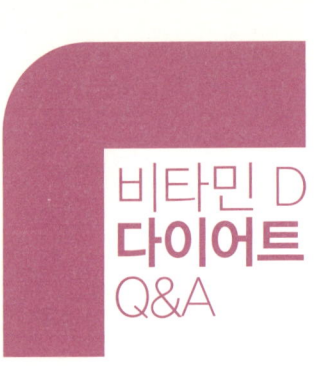

비타민 D 다이어트 Q&A

 비타민 D 다이어트 프로그램이 유제품을 권하지 않는다는 것을 알게되었다. 이 때문에 나는 무엇이 아이들에게 좋은지 확신이 없어졌다. 소아과 의사들은 만 2세 이하의 아기들에게 전유를 먹일 것을 권하고 있다. 하지만 당신은 저지방 우유만을 권한다. 무엇이 맞는가? 그리고 아이들에게 치즈를 먹이는 것은 어떤가?

유제품은 당성분 때문에 살코기와 야채 만큼 건강에 좋지 않다. 우유에 들어 있는 유당은 단당류이다. 우유는 만 1세 이하의 아기에게는 완벽한 영양꾸러미이다. 하지만 1세 이상에게는 불필요하게 많은 양의 당을 제공한다. 단당류와 단백질의 결합은 인슐린 저항을 증가시킨다.

단백질은 당보다 훨씬 강력한 인슐린 분비 촉진제이다. 단백질과 당의 결합은 포도당 수치를 상당히 상승시킨다. 이 때문에 저지방 단백질과 야채가 훨씬 더 좋은 것이다.

치즈보다는 소금이 가미되지 않은 넛버터나무열매 기름으로 만든 버터가 아이들을 위해 더 좋은 선택이다. 이것은 단백질의 양이 같지만 건강에 좋은 지방이고 소금이 들어있지 않다. 만 1세 이상의 아이들에게 생선과 닭고기를 먹이는 것이 좋다. 아이들의 신진대사는 처음 몇 년 동안 설정값비교적 안정적인 신체상태를 유지하기 위한 체내 조절장치을 알아내려 한다는 것을 기억해야 한다. 그리고 아기는 미각을 발달시키고 있다. 따라서 아기의 신진대사와 미뢰혀 위에 볼록볼록 솟아난 것으로 맛을 느낌에 잘못된 신호를 보내주길 원치 않을 것이다.

또한 아이들을 위한 대부분의 우유 권장량은 잘못되어 있다는 것도 기억해야 한다. 전유에 들어있는 모든 지방은 포화되어 있는데 이것은 여섯살 아이나 육십세 노인이나 6개월 짜리 아기에게나 좋을 것이 없다. 전유에서 나오는 열량의 84% 정도가 유당과 포화지방에서 나온다. 자기 아이의 배를 당과 포화지방으로 채우고 싶어하는 사람은 아무도 없을 것이다.

만 1세가 넘은 아이가 전유를 마시면 너무 많은 포화지방과 당을 섭취하게 되는데, 이것은 취약한 아기의 장에 나쁜 박테리아를 넣어주는 격이다. 전유는 이상적인 음식이 아니다. 여기서 나오는 열량의 16% 만이 단백질인데, 그것은 빵을 먹느니만 못하다.

아이들은 복합 불포화지방이 필요하다. 오메가 6과 오메가 3 지방 모두 다 복합 불포화지방인데 그 비율이 5:1이나 그 이하가 좋다. 이 중요한 복합 불포화지방의 균형은 다음의 것들을 통해 아이들에게 제공할 수 있다.

- 생선기름 보충제   - 오메가 3 보충제
- 카놀라유   - 아마기름
- 호두 버터나 다른 무소금 천연 넛버터
- 녹색 채소

흰색 치즈가 노란색 치즈보다 건강에 좋다는 말을 항상 들어왔다. 사실인가?

그렇지 않다. 흰색과 노란색 모두 고지방이고 나쁜 종류의 지방이 함유되어 있다. 그리고 둘다 소금과 열량이 상당히 많다. 어떤 것도 건강에 기여하지 못한다.

일반적으로 카티지 치즈나 페타 치즈, 염소 치즈와 같이 좀 더 부드럽고 수분이 많은 치즈들이 산이 적다. 산 함유량은 같은 분량의 육류와 같으나 영양가치는 따라가지 못한다. 단백질은 더 적고 지방과 소금이 더 많이 들어있다.

 나는 어려서 해변가에서 살아 처음 20년 동안 많은 양의 햇빛을 쬐었다. 비타민 D라는 이 '유산'이 지금 50이 된 나에게 도움이 될까? 햇빛 때문에 피부가 손상된다는 것을 알고 있다. 피부에 갈색 반점들과 쥐젖연성 섬유종: 피부에 나타나는 연갈색의 자잘한 돌기물이 많이 나 있다.

사람들은 비타민 D를 저장한다고 생각한다. 하지만 그것은 사실이 아니다. 우리 몸은 비타민, 이 경우에는 호르몬을 저장하지 않는다. 모든 생물활성 영양소는 반감기를 가지고 있다. 즉 영양소의 반이 사용되는 동안만 체내에 머물러 있는다.

비타민 C와 같은 영양소들은 반감기가 아주 짧다. 비타민 C는 그 반이 30분 안에 사라진다. 비타민 D는 활동성과 중요성이 서로 다른 수많은 변이 혹은 대사물질들이 있는 호르몬 체계이다. 이 책에서는 두가지에 중점을 두었지만 실제로는 더 많다. 이것은 실제로 하나의 분자가 아니어서 반감기를 정확하게 측정할 수 없다. 왜냐하면 측정하는 대상과 그것을 측정하는 상황에 따라 달라지기 때문이다.

혈액 검사로 측정된 비타민 D^{25} 히드록시 비타민 D_3는 반감기가 두달 반이다. 즉 두달 반이 지나면 그것은 없어진다. 이 형태의 비타민 D는 햇빛에의 노출, 식사, 운동 상태를 반영한 것이다.

질문은 그 유익함이 얼마나 지속되느냐에 관한 것이다. 혜택은 이월 된다. 특히 인생의 첫 20년 동안 비타민 수치가 정상적일 때는 더욱 그렇다. 어린시절 정상적인 비타민 D 수치는 건강한 면역계의 발달을 확보해 주는데, 그것은 나중에 갑상선 질환, 다발성 동맥경화, 제1형 당뇨, 낭창, 류마티스성 관절염과 같은 면역 조정성 질환의 발생 위험을 줄여준다.

건강한 면역계는 또한 암을 예방하거나 암과 싸우는데 도움이 된다. 어린시절 동안 정상적인 비타민 D는 더 많은 뼈를 만들어 주기 때문에 최대 골량에 도달할 가능성을 높여 준다. 최적 골량에 도달하면 평생 동안 뼈 골절이 되는 위험을 줄여준다.

모태에 있는 동안 정상적인 비타민 D를 유지하면 비만, 고혈압, 당뇨, 콜레스테롤 문제, 신경계 질환의 위험을 줄여 준다. 비타민 D는 인생의 첫 20년 동안이 매우 중요하다. 그것이 인생의 최종 20년 동안의 건강을 확보해 줄지도 모르기 때문이다.

 겨울철의 태양 각도 때문에 자외선이 적어서 충분한 양의 비타민 D를 얻지 못하고, 더욱이 우리가 옷을 껴입기 때문에 겨울에 감기와 독감에 더 잘 걸린다고 읽었다. 사실인가?

사실이다. 겨울철에 호흡기 감염이 더 많은 것은 아마도 비타민 D 생산의 저하와 직접적인 관련이 있을 것이다.

여러가지 요인들이 겨울철에 감염될 기회를 증가시킨다. 'B' 범위의 자외선이 많은 바이러스들을 비활성화시킨다. 이말은 오존층을 뚫고 내려오는 자외선

B의 양이 적은 겨울철과는 달리 여름철에는 바이러스들이 우리 몸 밖에서 오랫동안 살아남지 못한다는 뜻이다.

비타민 D 수치는 가을에 떨어지기 시작한다. 나뭇잎 색깔이 변하기 시작할 때 비타민 D를 만드는데 사용될 수 있는 자외선 B의 양은 미미하다. 미시건주를 예로 들면 그 때가 9월 중하순이다. 추수감사절과 크리스마스 때 쯤 되면 미국 북쪽의 절반지역에 있는 많은 사람들의 비타민 D 수치는 아주 낮아진다.

세계적으로 같은 현상이 나타나는데, 계절이 바뀌면서 독감을 포함한 호흡계 질환이 북반구에서 남반구로 이동한다. 비타민 D는 바이러스와 박테리아의 공격에 대한 면역계의 방어에 아주 중요한 것으로 나타났다.

사용할 수 있는 비타민 D 양이 적을 수록 상황에 맞는 세포들을 적재적소로 이동시키는 면역계의 능력이 활발하지 못하게 된다. 또한 면역계가 박테리아를 죽이는 항균 단백질을 생산하는 능력도 떨어진다. 결과적으로 호흡 감염률이 일반적으로 9월부터 증가하기 시작해서 2월에 최고조에 오른다.

 좋은 음식을 접할 수 있는 기회가 많은 산업화된 나라에 사는 많은 이들이 비타민 D가 결핍되는 것은 무슨 이유인가?

간단히 답하자면 비타민 D는 보통 음식을 통해서 얻는 것이 아니라는 것이다. 햇빛을 쬘 때 우리 몸이 만든다. 우리가 가지고 있는 비타민 D의 10% 정도만 음식을 통해 오는 것이다. 사실상, 어느 국가의 기술이 발달할 수록, 그 나라의 사람들이 낮에 밖에서 보내는 시간은 줄어 들고 실내에서 기계나 컴퓨터 앞에서 보내는 시간이 많아지게 된다.

그럼 가난하고 저개발된 나라에 구루병과 심각한 비타민 D 결핍이 일반적인 것은 무슨 이유인가? 그 답은 이들 중 많은 나라들은 가난에 쪼들려 있다. 단백질과 지방의 영양이 결핍된 사람들은 체내 콜레스테롤 생산이 감소하는데 이 콜레스테롤이 비타민 D의 전구체이다. 콜레스테롤을 만드는데 필요한 단백질이나 지방이 간에 없으면 비타민 D 전단계를 만들 수 없다. 이 단계가 있어야 햇빛이 비타민 D전단계를 사용할 수 있는 비타민 D로 변환시킬 수 있다.

 항생제와 같은 약의 효력과 비교할 때 비타민 D 보충제의 효력은 어떠한가?

비타민 D는 항생제와는 달리 감염에 대한 면역 반응에 많은 복합적인 효력이 있다. 항생제는 일반적으로 단일 효소를 억제시키거나 세포의 한가지 기능을 방해한다. 정상적인 비타민 D의 미는 심각한 감염을 아예 피함으로써 항생제의 필요를 예방할 가능성이 높다는 것이다. 이미 감염된 경우에는 적당량의 비타민 D가 신속히 병원균을 제거하고 병원균이 불완전하게 제거되거나 항생제에 대한 내성이 발달할 가능성을 감소시킨다.

비타민 D와 항생제는 서로 힘을 합해 감염을 보다 신속하고 완벽하게 극복한다. 더욱이 비타민 D는 감염된 이후에 손상된 조직을 복구하는데 도움을 준다. 비타민 D는 상처의 치유를 빠르게 해준다. 제기능을 하는 면역계가 없을 때 항생제는 효과가 없다. 우리는 화학요법으로 치료를 받는 골수이식 환자나 암 환자들에게서 이런 일들을 항상 목격하고 있다. 결국에 이 문제는 이것이냐 저것이냐의 문제가 아니다. 이것은 협동작업이다. 간단히 말해서 비타민 D는 항생제가 활동을 더 잘할 수 있도록 도움을 줄 수 있다.

 내가 80% 정도 잘 먹는다면 그것으로 산알칼리 불균형을 바로잡기에 충분한가?

물론, 80%는 그보다 못한 것 보다 낫다. 당신의 말은 일주일에 4끼는 권고사항에 따라 먹지 않는다는 것이다. 일주일에 한두번 정도만 벗어나는 것이 더 좋다. 내 환자들이 80% 정도만 따라한다고 말할 때, 이 말은 사람에 따라 의미가 달라질 수 있다.

본질적으로는 80% 라는 말은 10끼에서 8끼는 제대로 프로그램에 맞춰 먹는다는 뜻이다. 이럴 경우에는 야채와 과일, 단백질을 추가로 저장시켜야 한다. 그래야 곡물, 치즈, 소금을 많이 섭취함으로써 프로그램에서 20% 벗어난 산 알칼리 불균형을 다시 맞추는 것이 힘들지 않을 것이다. 하지만 장안에 들어 있는 병균을 잊어서는 안된다. 이것들은 음식 내용물의 변화에 재빠른 반응을 보이지 못할 수 있다. 운동과 보충제가 음식으로 인한 손실을 메꿔줄 수 있다.

당신이 이 프로그램에서 권하는 것을 운동만 빼고 다 한다면 어떨까?

운동을 빼고도 차도를 보이는 사람들이 많이 있다. 하지만 그들도 운동을 추가하면 더욱 좋아질 것이다. 운동은 열량의 용광로일 뿐 아니라 산의 완충제이다. 따라서 나머지 프로그램을 더욱 성공적으로 만들어 줄 수 있다.

운동은 좋은 식사와 함께 우리에게 융통성을 부여한다. 운동을 통해 몸에 좋은 것들이 나중을 위해, 예를 들어 임신하거나, 아프거나, 식이 영양이 감소할 때 등을 위해 단기근육과 장기뼈로 저장되기 때문이다. 운동은 비상계좌와 같은 역할을 한다.

비타민 D가 가장 풍부한 음식에는 무엇이 있나?

오메가 3 지방산이 많이 들어있는 청어, 연어, 넙치, 자연산 얼룩메기, 고등어, 참치, 정어리 등과 같이 냉수어에 비타민 D가 가장 많이 들어있다. 이 생선들은 100g에 250-650IU가 들어있다. 통조림 보다 신선한 생선에 비타민 D

가 더 많고 날생선이 익힌 생선보다 더 많다. 비타민 D가 다량으로 포함된 또 다른 음식은 말린 표고버섯으로 이 안에는 100g에 1,660IU가 들어있다. 지방 함류량과 상관없이 모든 우유에는 225g 한잔에 100IU가 들어있다. 오랜지 주스 역시 225g 한 잔에 같은 양의 비타민 D가 들어있다. 계란 노른자 역시 또 다른 좋은 공급원으로 계란 1개에 비타민 D 100IU가 함유되어 있다.

면역계가 태아 성장기와 유년 시절 동안에 주로 형성이 된다면, 인생의 초기에 형성된 기본적인 면역계의 결손을 성인이 되어 바꿀 수가 있을까?

이미 제1형 당뇨나 다발성 경화증을 앓고 있는 사람은 비타민 D를 복용한다해서 그 질병들이 치료되지는 않을 것이다. 비타민 D 결핍과 연결되어 있는 모든 자가면역 질환이 다 그렇다. 당뇨나 다발성 경화증이 발생한 사건은 이미 바꿀 수 없는 지나간 일이다. 하지만 이 질환이 발병된 이후에 비타민 D를 바로잡음으로써 포도당 조절과 인슐린 민감도, 그리고 아마도 다발성 경화증의 발작 빈도수와 강도를 호전시킬 수 있을 것이다.

달리 말해서, 비타민 D와 식사를 통한 영양분을 정상화시키면 질병의 활동을 줄이고 진행속도도 늦추게 될 것이다. 당신은 비타민 D 수치와 식습관을 개선시킴으로써 삶의 어느 시점에 있든지 감염 및 암의 경계에 대한 면역계의 대응에 미치는 비타민 D와 식이 효과를 강화시킬 수 있다.

어떤 사람들은 비타민 D를 얻기 위해 대구 간기름을 섭취한다. 하지만 맛이 끔찍스럽고 뒷맛이 남는다. 그것을 구미에 맞게 먹을 수 있는 방법이 있을까? 생선기름 정제알은 어떠한가?

대구 간유 1 찻숟가락에 비타민 D 450IU와 비타민 A 4,500IU가 들어있다. 이 안에는 오메가 3 지방산도 850mg 정도 들어있다. 젤캡에 들어있는 대구간유를 먹으면 그 맛을 느끼지 않아도 된다. 하지만 역류증세가 나타나거나 트림을 할 수도 있겠다. 젤캡이 가장 좋은데, 그것은 산화될 가능성을 줄여준다. 오메가 3 지방과 같이 불안정한 지방은 산화되면 유리지방산과 여러가지 산화물을 생성하여 맛과 색이 변하고 역한 냄새가 난다. 성인은 비타민 D 보충을 위해 대구간유를 먹지 않는 것이 좋은데, 너무 많은 양의 비타민 A를 복용하게 되기 때문이다. 한 찻숟가락의 대구간유에는 비타민 A가 일일 성인권장량보다 좀 더 많이 들어있다.

 정어리, 참치, 저지방 무지방 카티지 치즈와 요쿠르트의 영양가치를 어떻게 평가하나?

정어리와 참치 통조림은 단백질과 오메가 3 지방산의 훌륭한 공급원이다. 이들은 100g 당 비타민 D가 250IU 들어있다. 카티지 치즈는 부드러운 치즈로서 가공된 것이나 체다 치즈보다 산을 덜 만들어 낸다. 카티지 치즈의 산 가치는 100g당 9정도 되는데, 이것은 참치와 비슷하다. 카티지 치즈는 같은 양의 순살코기에 비해 단백질이 절반 정도 들어 있는데 지방 함유량에 따라 지방이 더 많을 수도 더 적을 수도 있다.

요쿠르트는 같은 양의 카티지 치즈에 비해 그 절반정도 단백질이 들어 있고 일반적으로 맛을 위해 감미료와 과일을 첨가하여 카티지 지즈나 고기에 비해 탄수화물이 더 많이 들어 있다. 무지방 제품이 아니라면 유제품에는 포화지방이 들어 있지만 오메가 3 지방은 들어있지 않다. 참치는 100g에 유제품보다 30 칼로리가 더 많다. 하지만 지금은 열량에 대한 염려없이 영양분을 선택하는 것이 필요한 상황이다. 생선은 유제품보다 좋다.

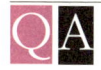 좋은 건강을 위해 두가지 주요 식품군^{단백질과 농산물} 처럼 단순한 것이 사실이라면 왜 그렇게 많은 영양학자나 의사들이 건강식의 일부로 치즈를 권장하나?

낙농위원회는 유제품의 건강과 질병에 관한 연구에 상당히 많은 지원을 하고 있다. 이 산업의 지원을 받은 연구들은 자체의 연구결과를 더욱 명확히 해주거나 확인시켜줄 연구들을 장려한다.

예를 들어, DASH^{고혈압 중단식} 다이어트는 특히 아프리카계 사람들이 식단에 저지방 유제품을 추가하면 유제품을 안먹는 것보다 혈압을 더 저하시켜 준다는 것을 보여주었다. 이런 종류의 연구는 공중 보건정책에 영향력을 미쳐, 저지방 유제품은 하루 세번 먹도록 권장되고, 이제는 먹이 피라미드의 일부가 되었다. 하지만 제대로 다뤄지지 않은 문제가 있다. 왜 세계 인구의 ¾이 유당에 과민반응을 보일까? 미국인들은 이 권고사항을 어떻게 따라야 할 것인가? 만약 사람들이 비타민 D를 정상화시키면 이 유제품의 유익함은 사라져 버리는 것인가?

우리는 지구상에서 유일하게 다른 동물의 젖을 먹는 동물이다. 북미인들과 유럽인들이 특히 그러한데 그것은 이들이 단순히 유제품을 좋아하거나 아니면 우유가 값싼 영양공급원이기 때문이다. 많은 사람들이 유당을 참아내지 못하는데 그것은 그들이 성인이 되어 우유를 마시거나 유제품을 먹도록 만들어지지 않았기 때문이다. 이 말은 우유가 우리 식사에 본질적으로 중요해서는 안된다는 의미이다. 비타민 D를 정상화시키고 과일과 야채를 더 많이 먹는다면 유제품은 전혀 필요가 없다.

2% 우유나 저지방 우유로 만든 치즈의 종류는 어떠한가?

치즈에 있어서의 문제는 소금과 포화지방, 산이 많이 들어 있으며 유당이 포함되어 있다는 것이다. 치즈와 살코기를 비교해 보면, 치즈는 단순히 질 나쁜 단백질 공급원이다. 하지만 치즈에 있어서 가장 큰 문제는 이에 의해 생산되는 산인데 우리 속이 이 산으로 타서 얼얼하게 된다는 것이다.

카티지 치즈를 제외하고 체다 치즈, 가공 치즈, 모짜렐라 치즈와 같이 일반적으로 소비되는 치즈는 같은 양의 살코기 보다 산을 두 세 배나 많이 발생시킨다. 평균 미국인이 소비하는 치즈의 양을 살펴보면 그 숫자는 겁이 날 정도이다.

우리는 모든 것에 치즈를 얹는다. 지중해 연안의 나라에서는 치즈를 주로 양념과 같이 고명으로 사용한다. 사람들은 음식에 치즈를 한 덩어리 씩이나 되는 많은 양이 아니라 약간을 뿌린다. 치즈는 결코 식사 전체가 되어서는 안 되며 식이의 유일한 단백질원이 되어서도 안된다. 치즈는 아껴서 사용하거나 아예 사용하지 않도록 한다.

 외식을 하거나 식품점에서 구입한 이미 조리된 음식을 통해 우리는 의식하지 못한 채 소금을 섭취 한다. 따라서 비타민 D 다이어트 프로그램의 소금을 먹지 말라는 부분을 실제로 이행하는 사람이 있는지 궁금하다.

소금을 먹지 않고 지낼 수는 없다. 그리고 소금을 전혀 먹지 않아서도 안된다. 그로 인해 죽게 될 것이기 때문이다. 내가 사람들에게 소금 섭취에 관해 물어보면 대부분은 음식을 먹을 때나 직접 요리할 때에 소금을 첨가하지 않는다고 말한다. 하지만 이 사람들은 일주일에 서너번은 외식을 한다. 대부분의 식당에서는 우리가 먹을 수 있는 양의 두배 정도를 내놓기 때문에 일주일에 소금이 많이 넣은 음식을 6에서 8끼를 먹는 셈이다.

소금 섭취량을 줄이기 위해서는 그것을 적극적으로 피해야 한다. 식품 성분

표시를 읽고 소금 양이 가장 적은 제품을 고르도록 한다. 소금 섭취량을 조절할 수 없는 외식이나 다른 사람의 집에 초대 받을 때를 고려한다. 그 때 먹는 소금 양이 평소의 무소금 섭취 습관을 채우고도 남을 것이다.

 지난 밤 먹다 남은 음식을 먹지 않는 사람들을 위해 좋은 아침 음식을 권해줄 수 있나?

아침식사를 위해 새로운 식단을 만들어 보도록 한다. 이 일은 천천히 시작한다. 계란과 감자는 괜찮다. 그러니 계란을 스크램블하거나 반숙, 완숙, 혹은 수란달걀을 깨뜨려 끓는 물속에 넣어 삶는 것을 만든다. 콜레스테롤은 정말 문제가 아니다. 그래도 걱정이 된다면 오메가 달걀을 사거나 노른자위는 사용하지 않는다. 흰자위는 순 단백질이고 계란 전체보다 산을 덜 발생시킨다.

감자는 탄수화물이 많고 혈당지수가 높은 야채이다. 하지만 이것은 전통적인 곡물 식사보다는 건강에 좋다. 좀더 다양한 것을 원하면 건강에 좋은 종류의 고기를 추가한다. 고급 아침식에는 연어나 훈제연어가 포함되기도 한다. 하지만 그것이 너무 강하다면 돼지고기 안심과 같이 돼지고기 살코기를 먹고 과일과 야채를 먹는다.

갈거나 짜낸 생과일 주스는 훌륭한 아침식사이다. 야채로 스무디를 만들어도 좋다. 나는 아침에 만드는 스무디에 녹색잎 채소와 꼬마 당근을 추가시킨다. 그리고 유제품은 건너뛴다. 아침 식사를 위해 여러가지 실험을 해보다 보면 좋아하는 것이 무엇인지 알아내게 될 것이다. 식품 회사들이 무자비하게 판촉해대는 물건들을 살 필요는 없다.

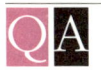 어떻게 하면 40세 이후에 면역적격이 될 수 있나?

비타민 D 다이어트 프로그램을 따라하면, 면역계가 더 효과적으로 작용할 수

있을 것이다. 면역 적격이란 건강한 면역계의 고상한 표현에 불과하다. 비타민 D는 면역계의 발달 초기에 중요하다. 그것은 우리 자신의 환경에 대한 내성을 확립하면서 우리 몸을 병원균의 위협에 대비시킨다.

우리 면역계가 자기 내성이 생기게 되면, 그것을 감염으로부터 보호하기 위해 평생 중요한 것으로 남는다. 어린 시절에 마련된 내성은 시간이 지나면서 암세포에 대한 불내증으로 사용된다. 나중에 암과 싸울 수 있는 능력은 아마도 사춘기 이전에 '습득'될 것이다.

면역 적격이 되기 위해서는 정상적인 칼슘과 마그네슘 균형이 필요하고 식이를 통해 적당량의 단백질이 필요하다. 마지막으로, 권장되는 백신은 꼭 맞도록 한다. 그것이 면역계를 가르치는데 도움이 된다.

 비타민 보충제는 하루 중 언제 먹는 것이 가장 좋은가?

비타민제는 아침 식사 직후에 복용한다. 우리 몸은 미네랄을 음식과 함께 가장 잘 흡수한다. 단백질, 탄수화물, 지방은 모두 칼슘과 마그네슘의 흡수를 강화시킨다. 영양분은 음식을 통해서 온다. 따라서 음식과 함께 먹을 때 가장 잘 흡수되는 것이다. 보충제를 먹는다는 것을 담당의사에게 알리는 것이 좋다. 골다공증약, 갑상선 보충제, 항생제의 흡수를 방해하는 미네랄도 있기 때문이다.

 비타민 D 다이어트 프로그램을 하면 체중이 줄까?

아마 그럴 것이다. 그렇게 되면 비타민 D 수치가 정상이 될 것이고 비타민 D의 정상치는 비만의 위험을 줄여주는 것과 관련되어 있다. 또한 먹게 될 영양분이 더 많은 음식은 중단 시킬 음식과 비교하면 열량이 적을 것이다.

비타민 D 다이어트 프로그램의 운동 부분은 유산소 운동을 하루 한시간 정도

하지 않을 경우 체중 감소의 효과를 내지 못할 것이다. 그러나 운동은 근육과 뼈의 발달을 급격히 촉진시키는데, 이 두가지 모두 실체중을 증가시키고 건강과 기능을 호전시키고 안정화시킬 것이다.

 내가 우울증에 걸린 것인지 비타민 D 부족에 의한 계절성 정서장애를 앓는 것인지 어떻게 구분할 수 있을까?

만약 가을이 되면서부터 피로감, 우울, 짜증, 귀찮음 등을 느끼기 시작하지만 여름동안이나 겨울철 남쪽으로 여행을 하는 동안에는 그런 문제를 느끼지 못한다면 아마도 계절성 정서장애일 것이다.

일년 내내 우울증을 느낀다면 검사와 치료가 필요한 임상적 우울증을 가리키는 것이다. 여기에 열거된 증상의 하나라도 경험을 하고 있다면 비타민 D 수치를 검사하고 비타민 D 다이어트 프로그램을 따라하는 것이 좋다.

 올바른 식사와 비타민 D 수치가 암을 피하는데 어떻게 도움을 줄 수 있는지 이해하지 못하겠다. 우리 가족 구성원 모두가 암에 걸렸다. 그래서 나는 그런 유전자를 가지고 있고 단지 시간이 문제라고 생각한다. 내가 할 수 있는 가장 좋은 방법은 무엇인가? 그렇게 하면 달라질까?

비타민 D는 세포의 생명주기 속도를 늦춘다. 세포는 자라서 자신의 DNA를 복제하고 분열 한다. 그리고 이 주기를 반복한다. 이 생명주기의 속도를 늦추면 DNA 복제 과정에 오류가 적어진다. 이것은 마치 실수를 줄이기 위해 공장의 생산라인 속도를 줄이는 것과 같다. 오류가 많아질 수록, 세포가 암세포로 전이될 가능성이 높아진다. 더욱이 속도를 줄이면 정상적인 분화와 특화를 진척시키는 요인들이 세포에 대한 자신들의 효능을 확고히 하게 된다. 이렇게 세포는 적절히 발달한다.

비타민 D는 또한 종양억제 유전자를 활성화시킨다. 이 유전자들은 여러 경로를 통해 암세포의 성장을 억제하고 그 중 일부는 세포의 주기를 감속시킨다. 비타민 D는 세포의 자멸을 통해 암세포의 죽음을 촉진시킬 수 있다. 세포의 자멸이란 옛날 TV시리즈물인 '미션 임파서블'에 나오는 스스로 파괴되는 테이프와 실제로 유사하다.

비타민 D 결핍은 유방 조직의 조기 발달에 영향을 미칠 수 있는 데, 이러면 유방암에 걸리기 쉽게 된다. 아마 전립선암에서도 마찬가지일 것이다. 어린 시절 형제자매가 함께 공유한 생활 양식이 위험 요소인데, 유전자가 원인인 것으로 비춰질 수 있다. 하지만 그것은 사실이 아닐 것이다. 환경의 영향을 받지 않고 전적으로 유전적인 요소에 의한 암 발생률은 5% 미만이다.

 나는 좋은 음식을 먹고 비타민제도 복용하고 있다. 그런데도 늘 피곤함을 느끼고 아침에 잠에서 깨는 순간에도 그렇다. 나는 7살 연상인 남자와 교제를 하고 있는데, 그는 나보다 10배는 더 에너지가 많은 것 같다. 내 식사와 비타민 D를 어떻게 조절해야 기력이 더 날까?

비타민 D 결핍의 두드러진 증상이 피로감이다. 비타민 D 섭취 기준량 400IU은 혈중 농도를 정상화시키기에 충분하지 못하다. 5장에 있는 영양제 지침서를 따라하면 기운이 더 날 수 있다. 우리의 심장, 폐, 신장, 두뇌는 그 기능을 하기 위해 단백질을 필요로 하고 단백질 양이 충분하지 못하면 그것을 근육과 뼈에서 빌려온다. 또한 식사를 통한 산알칼리 균형이 깨지면 저장된 것을 빼오게 되고 그러면 기본적으로 빈껍데기만 남게 되는 것이다.

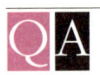 5살된 아들이 "너무 피곤해" 라는 말을 자주 한다. 아이가 잠을 충분히 자기 때문에 어떻게 피곤할 수 있는지 이해가 안된다. 하지만 아이가 입맛이 아주

까다롭다. 아주 조금 먹는 날들이 많고 먹는 것도 주로 묽은 사과주스, 우유, 치즈, 생과일, 당근, 닭고기, 터키 패티나 저며낸 고기, 통밀빵, 프렛젤매듭진 막대 모양의 짭짤한 비스켓과 견과류가 섞인 브릿지 믹스, 쿠기 만을 먹는다. 아이는 매일 공원으로 놀러나가 하루 두시간 이상 남부 캘리포니아의 햇빛을 쬔다. 무엇이 문제일까?

그 나이에 남부 캘리포니아의 햇빛을 받으며 산다면 비타민 D가 결핍될 가능성은 적다. 그래서 식사에 문제가 있을 것 같다. 대부분의 아이들은 곡물과 치즈를 너무 많이 먹는데 그것이 뼈의 양과 기능에 역효과를 줄 수 있는 산을 많이 만들어 낸다.

곡물은 마그네슘, 칼슘, 칼륨의 좋은 공급원이 아니고 정제된 탄수화물로 꽉 차있는데, 이것이 신진대사에 잘못된 신호를 보낸다. 치즈에 있는 단백질은 포화지방만을 함유하고 있다. 우리 두뇌에 있는 지방의 40%가 DHA로 오메가 3 지방인데, 이것이 신호의 전달 속도를 빠르게 하고 아마 신호의 전달 형태도 만들어낼 것이다.

DHA는 비타민 D와 함께 비타민 A의 수용체에 붙어서 세포의 핵속으로 들어간다. 그곳에서 뇌의 어떤 유전자를 활성화시키고 어떤 유전자를 비활성화시킬지를 결정한다. 살코기에서 얻은 단백질특히 오메가 3 지방이 많은 자연산의 신선한 생선과 야채와 과일에서 얻은 미네랄은 성인의 두뇌보다는 발달하고 있는 두뇌에 훨씬 더 중요하다. 아이들은 새로운 구조를 발달시키고 뇌의 여러 부위들간의 관계를 형성시키기 때문이다. 따라서 아이들에게 최상의 연료를 매일 먹이는 것이 주요 열쇠다.

인공 일광욕 침대에서 자외선을 쬐는 것에 대해 어떻게 생각하나?

광원은 장소에 따라 다르고 칸막이된 공간마다 다르기 때문에 일광욕 침대에 대해 예측하기가 어렵고 위험할 수도 있다. 인공 자외선의 광원은 세가지 파장자외선 A, B, C를 다 포함하고 있는 경우가 자주 있다. 지구상에 내리 쬐는 햇빛과 비슷하게 자외선 A와 B가 섞여 있고 C는 없는 광원도 있다. 대부분 칸막이 부스는 이 세가지가 다 있거나 아니면 A만 많이 들어있다. 그것이 피부를 빨리 태우기 때문이다. 자외선 C는 우리 피부와 면역계에 위험하다. 자외선 A와 B의 비율이 햇빛보다 더 높으면 흑색종의 발병 위험을 증가시키는데 영향을 줄지도 모른다. 이 파장들의 어느 것에라도 과잉 노출되면 건강에 좋지 않다.

태닝피부를 태움의 유익함은 비타민 D 수치를 정상화시킬 수 있다는 것이다. 정상치의 비타민 D는 흑색종을 포함하여 모든 암의 위험을 줄여준다. 인공 자외선을 신중하게 사용하면 피부질환을 치료하는데 도움이 될 수 있다. 그리고 햇빛으로 인한 화상을 예방하는데 도움이 될 수 있다. 이것의 유익함과 위험의 경중에 대해서는 아직 과학적으로 밝혀지지 않았다. 그리고 우리는 자외선 분광의 어떤 균형이 가장 안전한지 확실히 알지 못한다.

 좀 긴 시간동안 햇빛에 나갈 때 모자를 쓸 필요가 있나?

그 동안 추가 한쪽 방향으로 너무 많이 기울었다. 우리의 생활방식으로 우리는 이미 햇빛을 너무 조금 밖에 쬐지 않는다. 우리 대부분은 햇빛을 쬘 수 있는한 최대한 쬐일 필요가 있다. 추산된 자료에 의하면 미국인의 60-70%가 비타민 D 결핍인데, 여기서 햇빛을 가리라고 말하는 것은 이치에 맞지 않는다. 신경써서 5장에 있는 햇빛 노출 지침서를 따라하는 것이 바람직하다. 그렇게 하면 햇볕에 타지 않고 비타민 D를 만들어낼 수 있을 것이다.

2살에서 6살 사이의 아이들이 해변가에서 하루를 보내는데 몇 SPF의 햇빛 차단제가 적당할까?

제대로 바른다면 SPF 8이 자외선 B의 95%를 차단한다. 피부형태와 햇빛 노출 시간, 계절에 따라 달라지겠지만, 적당량의 비타민 D를 만든 이후에 SPF 15를 설명서에 따라 바르면 충분히 보호될 것이다. 안전한 햇빛 노출시간을 계산하는데 도움이 되는 수단으로 자외선 지수가 포함되어 있는 5장의 도표를 참고한다. 멜라닌 색소가 더 많은 아이들은 차단제를 바르기 전에 좀더 긴 시간을 햇빛에 노출시켜야 할 것이다. 피부가 검은 아이들을 보호하는데 사용되는 SPF도 다른 아이들과 마찬가지로 SPF 15가 적당하다.

 우리 아이가 충분한 햇빛과 비타민 D를 얻는지 어떻게 알수 있나?

아이들은 보통 아프거나 피로하거나 잠을 못잤다고 불평하지 않는다. 그러니 아이들의 태도를 잘 살펴보고 질문을 한다. 소아 류마티스 전문의로서 나는 가끔 비타민 D 결핍이나 영양부족으로 관절에 통증을 느끼거나 관절이 부은 어린이들을 종종 보게 된다.

아이들에게 비타민 D가 부족하다는 징후에는 다음의 사항들이 포함된다.

- 심각한 성장통
- 관절의 통증이나 부어오름
- 기력이 없음
- 활동이 줄어듬
- 척추가 옆으로 휨
- 다른 뼈와 관절들이 기형됨
- 감염이 재발함
- 충치와 잇몸 질환이 자주 나타남.
- 편도선염
- 천식

당신은 비타민 D 수치라고도 하고 비타민 D 수치들이라고도 한다. 어떤 것이 맞는가?

비타민 D에는 많은 형태가 있다. 하지만 우리가 늘상 측정하는 것은 두가지 뿐이다. 25하이드록시 비타민 D^{25D}와 1, 25디히드록시 비타민 D^{125D}이다. 25D는 체내에 축적된 양과 생활방식을 나타내 준다. 이것이 우리가 측정하는 것이다. 125D는 신장의 기능상태를 나타내 준다. 신장 기능이 떨어질 수록 125D가 낮다. 이 수치는 햇빛이나 보충제가 얼마나 필요한지 판단하는데 도움이 되지 못한다. 아주 희귀한 유전 장애나 신부전일 경우에만 125D가 중요하게 쓰인다. 신부전일 경우에는 두가지 형태의 비타민 D가 다 필요할지도 모른다. 125D는 처방약이다.

 1년 내내 햇빛에 그을리는 사람들은 비타민 D를 충분히 만들어 내는 완벽한 예인것 같다. 맞는가? 그래서 만약 피부가 아주 많이 그을은 상태라면 피부가 건강하다는 것인가 아니면 햇빛에 피부가 손상된 것인가? 그리고 피부가 창백하다면 그것은 비타민 D가 부족한 것인가?

이것은 역설적이다. 피부가 검을 수록 더 빨리 그을리게 되고 충분한 비타민 D를 만들기 위해 햇빛이 더 많이 필요하다. 멜라닌은 천연 햇빛 차단제로 햇빛주로 자외선 A에 노출되면 그 생성이 증가된다. 피부가 흰 사람들은 검은 피부의 사람들 보다 비타민 D를 만드는 것이 더 효과적이다. 인공 일광욕도 하지 않고 밖에서 일하지도 않는 검은 피부의 사람들은 보통 비타민 D가 부족하다.

 우리가 햇빛이 필요하다면 왜 피부과 의사들은 수십년 동안 햇빛에 많이 노출되는 것에 대해 햇빛을 가리거나 햇빛 차단제를 듬뿍 바르라고 말하면서

겁주어 왔는가?

공중 보건 메시지를 단순화시키기 위해서 우리는 목욕물과 함께 아기를 버리는 경우가 종종 있다. 지방이 다 나쁘다고 하여 대중매체에서 무지방 다이어트를 크게 선전하던 때를 기억하는가? 탄수화물이 모두 나빴던 때를 기억하는가? 이제 우리는 지방에 좋은 것과 나쁜 것이 있다는 것을 안다. 과학이 진화하고 대중의 지식이 많아짐에 따라 대중에 대한 메시지도 점점 더 복잡해진다.

우리에게는 해가 필요하다. 그것이 없이 지구상에 삶은 존재하지 않는다. 하지만 우리는 햇빛을 쬐느냐 안쬐느냐의 양자택일하는 것이 아니다. 일년중 일상적으로 가끔씩 햇빛에 쬐면 어느 정도 멜라닌이 형성된다. 그것이 햇빛에 과잉 노출되는 것을 막아준다.

이따금씩 햇빛에 노출되면 비타민 D 수치도 올라간다. 그리고 얼마 만큼의 햇빛을 받아들일 수 있는지는 피부 형태에 의해 좌우된다. 햇볕으로 화상을 입는 것은 피해야 한다. 햇빛차단제는 햇볕에 의한 화상을 예방하고 햇볕에 의한 손상을 줄이는 도구로서 사용하도록 한다. 5장에 있는 표는 햇빛 노출과 비타민 D를 최대화하면서 위험을 최소화하는 방법을 알려줄 것이다.

 태양광선 종류의 차이와 그것이 우리 건강에 어떤 의미가 있는지 설명 바란다. 우리는 자외선 A가 필요한가? B가 필요한가? 아니면 둘다 필요한가? 아니면 다른 무엇이 또 있나?

자외선에는 3가지 분광이 있는데, 자외선 A와 B와 C이다. 모든 자외선 C는 오존층에 흡수된다. 적은 양의 자외선 B는 오존층의 두께, 해의 각도, 구름 상태, 성층 대기권의 변화, 태양의 활동에 따라 오존층을 뚫고 나온다. 오존층을 통과하는 자외선 B의 변화량을 지배하는 변수는 우리의 위치와 관련된 태양의 각도이다. 자외선 A 분광은 일년 내내 오존층을 통과한다.

– 자외선 B: 비타민 D를 만들기 위해 매일 혹은 일주일에 몇번씩 적당량이 필요하다.

– 자외선 A: 대기에 가장 많은 자외선이라서 밖에나가면 피할 수 없다.

– 자외선 C: 인공적인 것에서만 자외선 C를 얻는다. 건강에 좋지 않다.

유기농을 먹는 것이 얼마나 중요한가?

이것은 건강한 생활방식으로 이동하는 값비싼 단계이다. 유기농에 초점을 맞추기 전에 식이의 산알칼리 균형을 맞추고 영양분 섭취를 정상화시키는 것이 좋다. 또한 뒷뜰에 비료나 살충제 없이 채소밭을 일굴 수도 있고 정부나 지역사회에서 후원하는 농사짓기에 참여할 수도 있다. 재배철이 되기 전에 유기농장의 지분을 사면 추수기간까지 신선한 농작물을 매주 자신의 몫으로 갖다 먹을 수 있을 것이다. 또한 유기농장에서는 유기농 닭과 터키, 그리고 더 큰 가축들도 기른다. 이들 농장에서 계란을 살수도 있고, 고기를 스스로 준비할 수도 있다.

올바른 비타민 D 검사

검사를 받기로 결심한 사람은 의사와 상의해서 하는 것이 좋다. 정확한 복용량을 알기 위해서 3가지 피검사를 받아야 할지도 모르겠다. 그것은 비타민 D_3, 부갑상선 호르몬, 그리고 칼슘이다. 자신의 비타민 D 상태를 확실히 알게 해주는 유일한 방법은 혈중 25 히드록시수산화 비타민 D_3 수치를 측정하는 것이다.

우리의 피는 비타민 D가 부족할 때에도, 활성비타민 D1.25 디히드록시 비타민 D_3이라고도 알려져 있다를 비교적 일정량 유지하고 있다. 활성비타민 D의 수치는 비타민 D의 현재 상태보다는 신장의 기능을 측정하기에 더 좋은 것이다.

대부분의 검사로 25 히드록시 비타민 D_3를 충분히 측정할 수 있다. 하지만 의사들은 심한 결핍상태를 대체하기 위해 비타민 D_2, 즉 에르고칼시페롤ergocalciferol을 보통 사용한다. 이 형태의 비타민 D는 식물에서 나오는데, 대부분의 검사로는 정확하게 측정하지 못한다. 이는 중요한데, 이 두가지 형태의 혈중 비타민 D 농도를 과소 평가하게 되면 필요한 비타민 D 대체물을 과대평가하게 되고, 그러면 독성이 발생할 지도 모른다는 우려가 생길 수도 있다.

연속질량분광분석법으로 검증된 디아소린DiaSorin 방법과 HPLCHigh Performance Liquid Chromatography, 고성능 액체 색채분석 방법은 두가지 형태의 비타민 D 검사법이다. 디아소린법은 그 결과를 하나의 숫자로 알려 주고 HPLC법은 비타민 D_2와 D_3를 별개의 수자로, 그리고 전체로서의 수치를 알려준다. 이 방법들이 현재 널리 사용되고 있는 가장 좋은 측정법들이다.

나이, 체중, 직업, 보충제의 복용 정도, 햇빛에의 노출 정도를 기준으로 비타민 D의 현 상태를 추정하는 것은 혈중 농도로 검사하는 것 만큼 정확하지 않으며, 비타민 D의 현수치를 과대 혹은 과소 평가할 수 있다.

50세 이상의 성인이 가장 큰 위험에 있긴 하지만 지난 10년간 구루병이 증가된 보고내용을 보면 유아와 아이들이 얼마나 취약한 상태인지를 보여주고 있다. 비만인 사람 중에는 신체적으로 매우 활동적이고 밖에서 시간을 많이 보내는 사람들이 있는데, 이들은 비만에 내재된 비타민 D 결핍 위험을 줄여준다. 위험 요소들을 근거로 자신의 위험 상태에 대해 불확실한 사람들은 혈중 농도를 검사해 보도록 한다.

내가 권하는 또 다른 혈액 검사는 부갑상선 호르몬PTH의 수치를 측정하는 것이다. 부갑상선 호르몬은 부갑상선에서 나오는데, 이는 갑상선과 다르다. 부갑상선 호르몬은 칼슘과 인산의 대사를 조절한다. 칼슘과 비타민 D 수치가 떨어지거나 인의 수치가 오르면 부갑상선 수치도 오른다.

인산의 상승은 보통 칼슘의 감소와 연결되어 있다. 이 두가지는 가장 공통적으로 신부전증을 동반한다. 자신의 신장 기능이 불확실한 사람은 이것을 검사해 본다.

인산은 주로 단백질원으로부터 나온다. 이 단백질은 식이를 통해서 혹은 뼈나 근육에서 나온다. 적당량의 농산물 없이 고단백질만 섭취하면 이론적으로 소변을 통해 상당히 많은 양의 칼슘을 잃게 될 수 있는데, 이때 부갑상선 수치가 오를 수 있다. 이 일은 거의 신장기능이 손상된 사람에게서만 보게 된다. 보다 일반적인 것은 식이성 단백질 결핍이 다른 호르몬에게 신호를 보내 뼈와 근육에서 인산을 뽑아내게 한다. 이때 부갑상선 호르몬 수치가 오른다.

정상적인 부갑상선 호르몬 수치는 10에서 65사이이다. 그러나 이상적인 수치는 10에서 40 사이이고 선호되는 수치는 40 미만이다. 이 수치가 높아지면 우리 몸은 뼈에서 인산을 빼내 혈류로 집어넣는다.

부갑상선 호르몬과 칼슘 수치를 측정해야 하는 세가지 이유는 다음을 확인하기 위해서이다.

1. 일차성 부갑상선 기능 항진증
2. 혈중내 고칼슘 농도가 생기게 하는 다른 원인
3. 식이성 불균형과 결핍

일차성 부갑상선 기능항진증은 부갑상선 호르몬을 과잉생산하는 부갑상선 종양에서 발생한다. 이것이 칼슘 수치를 상승시키는 원인이 되는데, 만약 비타민 D나 칼슘, 혹은 둘다 보충제를 먹기 시작하면 칼슘의 수치가 급격히 치솟아 오른다. 비타민 D나 칼슘을 보충하기 전에 이 문제를 바로잡을 필요가 있다. 부갑상선 종양이 있는 사람은 아마 이것을 제거할 수 있는 머리와 목 전문 외과의에게 소개될 것이다.

혈중 고칼슘 농도의 다른 원인을 찾아내는 것이 중요한 이유는 암과 관련이 있는 뼈의 통증이 가끔씩 고칼슘 농도를 동반하기 때문이다. 폐암, 전립선암, 유방암, 다발성 골수증 모두가 뼈의 통증과 칼슘 수치 상승의 원인이 될 수 있다. 면역 조정성 질환인 유육종증Sarcoidosis; 림프절, 폐,뼈, 피부에 육종같은 것이 생김도 칼슘 수치를 상승시킬 수 있다.

부갑상선 호르몬의 생산을 촉진시키는 가장 일반적인 원인은 칼슘 부족과 식이성 단백질 부족이다. 만성적 식이성 산과다중과 비타민 D 결핍은 체내 비축된 칼슘과 마그네슘을 고갈시킨다.

단백질 영양부족은 뼈와 근육으로부터 인산을 이동시킨다. 이런 장기간의 불균형으로 확장된 부갑상선은 상승된 부갑상선 호르몬을 지속적으로 유지시켜 비타민 D를 대체시켜도 부갑상선 호르몬이 정상화 되기까지 몇 달이 걸릴 수 있다.

높은 수치의 부갑상선 호르몬은 거의 항상 정상적인 칼슘 수치를 동반한다. 그래도 우선 순위는 똑같다. 비타민 D를 정상화시키고 식이성 산알칼리 균형을 바로잡고 단백질, 마그네슘, 칼슘을 다시 채워넣을 필요가 있다. 부갑상선 수치는 결국에 정상으로 되돌아 갈 것이다.

비타민 D 수치가 아주 낮은 사람 중에 부갑상선 호르몬이 정상인 경우가 종종 있다. 칼슘을 많이 소비하거나 마그네슘이 현저하게 부족한 경우이다. 마그네슘은 부갑상선 호르몬 생산에 필요하다. 따라서 마그네슘이 심각하게 부족하면 비타민 D 수치가 매우 낮은 상태에도 부갑상선 호르몬을 상승시킬 수가 없다. 더욱이 이들은 비타민 D에 대한 저항이 어느 정도 있을 수 있는데, 비타민 D의 적절한 기능을 위해서 마그네슘이 필요하기 때문이다.

비타민 D가 결핍된 사람이 보충제나 음식을 통해 마그네슘을 보충시키는 것은 칼슘을 다시 비축시키는 것 만큼이나 절대적으로 중요하다.

검사결과에 대해 의문이 있다면 가정의나 평가를 해준 전문의내분비전문의나 류마티스 전문의에게 상담하는 것을 잊지 않도록 한다. 의사에게 보충제를 먹을 계획을 가지고 있다는 것을 알린다.

여러 음식군들의 산 발생 예상 수치

음식군	잠재적 신장의 산도 부하
음료수평균	0.00
우유	1.00
광물수	-1.60
청량음료	0.40
차	-0.30
약한 맥주	0.90
강한 맥주	-0.10
적포도주	-2.40
백포도주	-1.20
생선평균	7.90
육류평균	9.50
견과류평균	7.00
땅콩	8.30
호도	6.80
헤즐넛	-2.80
곡물류평균	5.50
빵	4.00
밀가루	7.00
파스타	6.70
콘 플레이크	6.00
귀리 플레이크	10.70

유제품치즈 평균	23.40
저지방 체다 치즈	26.40
카티지 치즈	8.70
딱딱한 치즈평균	19.20
파마즌 치즈	34.20
가공된 치즈	28.70
다른 유제품	
유장치즈 만들 때 엉킨젖을 거르고 난 물	-1.60
과일 섞인 요구르트	1.20
과일 및 과일주스평균	-3.10
사과	-2.20
바나나	-5.50
체리	-3.60
레몬 주스	-2.50
오렌지 주스	-2.90
복숭아	-2.40
건포도	-21.00
야채평균	-2.80
아스파라거스	-0.40
브로콜리	-1.20
당근	-4.90
오이	-0.80
상추	-2.50
버섯	-1.40
양파	-1.50
감자	-4.00
시금치	-14.00
토마토	-3.10
호박	-4.60

- 기준량은 100g, 혹은 3.5 온스이다. 레메르 T, 만즈 F.의 〈음식의 잠재적 신장 산도 부하와 그것이 소변의 수소이온 농도에 미치는 영향〉에서 차용., 미영양사협회지, 1995.7; 95(7): 791-7

대한민국 최고의 유방암전문 **명의**에게서 듣는

유방암, 진료실에서 못다한 이야기

삼성서울병원 외과교수 **양정현** 박사 지음

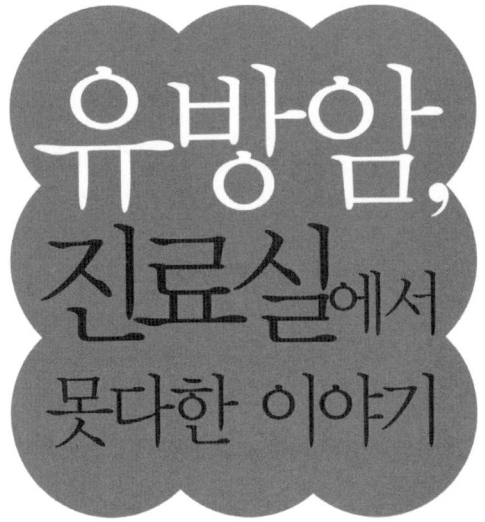

유방암 전문의이다 보니 하루에도 수많은 유방암 환자들을 만나게 된다. 유방암은 간단한 자가진단으로 병을 자각할 수 있고 초기에 치료하면 완치될 수 있는데도 시기를 놓쳐 애를 먹곤 한다. 특히 유방암으로 인해 유방을 절제해야 하는 경우엔 환자의 대다수가 암을 제거한다는 사실보다 유방을 제거해야 한다는 사실에 더 많은 두려움과 고통을 느낀다. 몇 년 전 유방절제 수술을 한 뒤 미용적인 측면보다 자신의 아이에게 더 이상 젖을 먹일 수 없음을 아파하고 눈물 흘리는 환자를 본 일이 있다. 여성의 유방은 이처럼 단지 외적인 아름다움뿐만이 아니라 모든 이에게 있어 어머니의 따뜻한 품을 전해주는 중요한 장기인 것이다. 한 쪽 유방이 없는 여자를 보는 것은 매번 가슴이 아픈 일이지만 유방이 없다고 하더라도 여성의 모성애가 사라지는 것은 아니기에 유방암 환자들이 더욱 자신감을 갖고 세상을 살아주었으면 하는 바램이 든다.

건강신문사
www.kksm.co.kr

값 15,000원